ro
ro
ro

Felix Huby wurde 1938 in der Nähe von Tübingen geboren. Nach einigen Jahren als Stuttgarter *Spiegel*-Korrespondent begann er 1976 Kriminalromane zu schreiben. Mit dem schwäbischen Gemütsmenschen Bienzle schuf er einen der beliebtesten deutschen Krimihelden. Aus seiner Feder stammen zahlreiche Drehbücher, u. a. «Oh Gott, Herr Pfarrer», «Gute Zeiten, schlechte Zeiten», «Ein Bayer auf Rügen» und mehrere «Tatorte». Huby lebt mit seiner Frau in Berlin.

Die Fernsehserie «Tierarzt Dr. Engel» mit Wolfgang Fierek in der Titelrolle ist eine der erfolgreichsten Vorabendserien im deutschen Fernsehen. Idee und Drehbuch stammen von Felix Huby.

Hans Münch, Jahrgang 1948, arbeitete während seines Studiums und danach als Lastwagenfahrer, Butler, Chauffeur, Schauspieler, Texter und Kreativitätstrainer. Seit Mitte der neunziger Jahre entwickelt er Stoffe und schreibt Drehbücher für das Fernsehen, so u. a. für «Kommissar Rex» und «Evelyn Hamanns Geschichten aus dem Leben». Hans Münch ist Vater von drei Kindern.

Felix Huby
Hans Münch

Tierarzt Dr. Engel

Seine schönsten Geschichten

Rowohlt Taschenbuch Verlag

Originalausgabe
Veröffentlicht im Rowohlt Taschenbuch Verlag
GmbH, Reinbek bei Hamburg, Januar 2003
Copyright © 2003 by Rowohlt Taschenbuch Verlag
GmbH, Reinbek bei Hamburg
Umschlaggestaltung any.way, Cathrin Günther
(Foto © s.e.t. Photoprod.)
Satz Adobe Garamond bei
ETO, Hamburg
Druck und Bindung: Clausen & Bosse, Leck
Printed in Germany
ISBN 3 499 23155 7

Inhalt

Wenn Träume wahr werden

Hätte Dr. Quirin Engel gewusst, was ihn in Hinterskreuth erwartet, er hätte seine Arbeit als Landtierarzt sicher nicht mit so viel Zuversicht begonnen. So aber ging ein Strahlen über sein Gesicht, als er das übervolle Wartezimmer sah. Fröhlich begrüßte er jeden Patienten persönlich – vierbeinige und gefiederte, geschuppte und gepanzerte.

Einige Tierhalter wollten offenbar nur den neuen Doktor kennen lernen. Quirin Engel schickte sie nach kurzer Untersuchung mit ihren gesunden Tieren wieder nach Hause, ohne seine Arbeit in Rechnung zu stellen.

«Bist du verrückt? Du musst doch auch sehen, wo du bleibst!», schimpfte seine Schwiegermutter, die ihm so lange zur Seite stehen wollte, bis er eine geeignete Sprechstundenhilfe gefunden hätte.

Aber Quirin winkte ab. «Weißt du, Gerlinde, ich will, dass die Leut' wiederkommen, wenn ihren Tieren wirklich etwas fehlt. Aber das werden sie sich dreimal überlegen, wenn jeder Händedruck was kostet!»

So kannte sie ihn, den Quirin. Am liebsten hätte er nur von den Leuten Geld genommen, denen es nicht wehtat oder die ihn geärgert hatten. Dass er für seinen Traum von der eigenen Praxis hier herausgezogen war, obwohl Angelika, ihre Tochter und seine Frau, von Anfang an erklärt hatte, dass sie in der Stadt bleiben und ihre Apotheke weiter betreiben wolle, nahm sie ihm nicht übel. So eine Wochenendehe hatte ja auch ihre Vorteile. Nur um die beiden Kinder, die zwölfjährige Anja und den dreizehnjährigen Sebastian, tat es ihr Leid. Die beiden hingen an ihrem Vater, und waren nun oft sich selbst überlassen.

Quirin sah aus dem Fenster. «Schön ist es hier!»

Sein Blick erfasste den alten wind- und wettergegerbten Hof, in dem er seit ein paar Tagen wohnte. Eine sattgrüne Wiese umgab das tiefbraune Gebäude, dessen altes Schindeldach an den Längsseiten erst anderthalb Meter über dem Boden endete. Unter dem Dach lugten kleine viergeteilte Fenster hervor, deren Rahmen hellgrün gestrichen waren. Nur wenige Meter vor der Giebelseite, über die auf der ganzen Breite ein Balkon mit geschnitztem Geländer verlief, war ein kleiner Bauerngarten eingezäunt, dem man ansah, dass er seit vielen Wochen nicht mehr gepflegt worden war.

Eigentlich nichts Besonderes, dieses Bauernhaus, wäre da nicht die gewaltige Kulisse gewesen. Hoch reckte sich das Watzmannmassiv in den klarblauen Himmel, auf dem kleine weiße Schönwetterwolken schwammen. Bei klarem Wetter sah es so aus, als ob der Berg gleich dicht hinter dem Haus aus dem Vorgebirge aufsteigen würde. Blau schimmerten seine Flanken, und sein Gipfel trug auch jetzt, im späten Frühjahr, noch eine dicke weiße Haube.

Die Bauern im Kierertal hatten es den niedergelassenen Tierärzten noch nie leicht gemacht.

«Der Viechdoktor kost' einen Haufen Geld, und wer weiß, ob die Kuh nicht auch ohne dem seine Maßnahmen wieder Milch geben hätt?»

Wenn Joseph Hallhuber so etwas am Stammtisch verkündete, konnte er sicher sein, die anderen Bauern auf seiner Seite zu haben. Der Großbauer hatte einen untrüglichen Riecher dafür, wie man Stimmungen für oder gegen jemanden erzeugt. Und in diesem Fall war er nun mal gegen den neuen Tierarzt.

Regelrecht examiniert hatte ihn der Viechdoktor, als er zum ersten Mal auf dem Hallhuber Hof vorbeigeschaut hatte: Wo er seine Futterzusätze herhabe, ob er pharmazeutische Mastmittel benutze, wie er seine Felder dünge.

«Wenn hier oaner fragt, dann i!», hatte der Hallhuber Bauer geantwortet. Er war der mächtigste Mann im Kierertal, und das sollte der Neue gleich richtig verstehen.

Doch Quirin Engel hatte nur gelächelt. Er schien in keiner Weise beeindruckt zu sein.

Später sagte er zu seiner Schwiegermutter: «Der Hallhuber ist offenbar der Platzhirsch hier.»

Gerlinde, die hier aufgewachsen war, nickte. «Mit dem legst du dich am besten nicht an.»

«Hätt ich aber direkt Lust dazu», gab Quirin zurück.

Wieder nickte Gerlinde. «Dös hab i mir denkt, aber für zwei Platzhirsche ist im Kierertal kein Raum!»

Joseph Hallhuber gehörte ein guter Teil der Wiesen und Äcker im Kierertal. Sein Einfluss im Gemeinderat war weit größer als der des Bürgermeisters, der ohne Hallhubers Fürsprache nie gewählt worden wäre. Der Großbauer zog die Fäden im Hintergrund, hörte es aber nicht ungern, wenn die Leute ihn den «König vom Kierertal» nannten.

Ohne Zögern hatte Quirin die Praxis des Kollegen übernommen. Sein Vorgänger wollte in die Entwicklungshilfe. Alles hatte sehr schnell gehen müssen. Die Bedingung für die Übernahme der Tierpraxis war, dass Dr. Quirin Engel sofort anfangen konnte. Quirin liebte schnelle Entschlüsse, obwohl er längst begriffen hatte, dass man dabei auch eine Menge Fehler machen konnte. Aber sollte er sich diese Chance entgehen lassen? Sein Traum war es schon immer gewesen, Landtierarzt zu werden.

Der Argwohn gegen den neuen «Viechdoktor» regte sich bei einigen bereits, als Quirin seinen alten, knallroten Pick-up amerikanischer Herkunft auf dem Hof abstellte, statt im moosgrünen Daimler vorzufahren, wie es sich für einen ordentlichen Tierarzt gehörte.

Jaco Steinhardt, Inhaber der einzigen Fahrzeugwerkstatt – «alle Typen, alle Klassen» –, hatte ihm das auffällige Fahrzeug überlassen. Auch der Tipp, dass in Hinterskreuth eine Praxis zu übernehmen war, stammte von ihm. Die beiden kannten sich von früher, als sie bei Motorradrennen noch Konkurrenten waren. Im Laufe der Jahre war eine feste und beständige Freundschaft entstanden.

Leicht war es nicht gewesen, Jaco den feuerwehrroten Pick-up abzuluchsen. Nur schweren Herzens überließ er Quirin seinen Oldtimer, und das auch nur mit der Auflage, niemals einen Fremden an dem guten Stück herumschrauben zu lassen. Doch dann hatten die beiden eine Menge Spaß beim Ausbau und der Einrichtung des vierradgetriebenen Fahrzeugs als rollende Tierarztpraxis.

Es hatte etwas ungeheuer Beruhigendes für Quirin, neben Gerlinde in Jaco noch einen weiteren Mitstreiter im Ort zu haben, der die Leute persönlich kannte und den er um Rat fragen konnte. Gelegenheit dazu gab es zur Genüge, wie sich bald herausstellen sollte.

Quirin Engel hörte das laute Muhen der kranken Kuh schon von weitem. Hallhubers Tochter Kathrin führte ihn durch den hochmodernen Stall. Die Tiere konnten sich frei bewegen.

Jede Kuh bekam chipgesteuert nur so viel Kraftfutter, wie der Computer für sie je nach Gewicht und Milchleistung berechnet hatte.

Quirin nickte Kathrin anerkennend zu: «Alle Achtung! Ein richtiger Hightechstall – so was hätte ich hier im Kierertal nicht erwartet.»

Er ging zu Lisa, die von den übrigen Kühen getrennt in einer Box stand. Ruhig redete er mit dem Tier und rieb dabei kräftig die Stirn der Kuh. Erwartungsvoll sah sie ihn aus ihren großen, schönen Augen an.

Quirin bückte sich und fuhr mit der flachen Hand über das erhitzte Euter. «Das kriegen wir schon wieder hin.» Er spritzte der Kuh ein Antibiotikum und reichte Kathrin eine Schachtel. «Davon geben Sie der Lisa eine Woche lang jeden Tag eine Kapsel – ich schau morgen noch einmal vorbei.»

Kathrin nickte. Sie reichte Quirin zum Abschied die Hand einen kleinen Moment länger, als er erwartet hatte. «Wenn S' grad da sind, könnten Sie sich unsere Katz anschaun? Mit der stimmt was ned, und meine Miriam bettelt schon den ganzen Morgen, seit sie weiß, dass der Tierarzt kommt.»

«Wenn's nicht lang dauert – auf mich warten heut noch einige Patienten in der Praxis und eine trächtige Sau bei einem Bauern im Tal.»

Quirin ging mit Kathrin über den Hof, wo ihnen Miriam, die etwa sechsjährige Tochter Kathrins, entgegenstürmte. Sie wollte gleich wissen, ob er ihren Kater Mikesch wieder gesund machen könne.

«Erst muss ich mir den Herrn Kater mal genau anschauen», sagte Quirin und tätschelte Miriam beruhigend die Schulter.

In der Stube ließ er den Kater an seiner Hand schnuppern,

dann hob er ihn vorsichtig hoch, betrachtete ihn von allen Seiten und setzte ihn auf seinem Unterarm ab.

Mit großen Augen und atemloser Spannung sah Miriam zu, wie der Tierarzt den Bauch ihres geliebten Katers abtastete. Dabei stellte sich heraus, dass sich ein Geschwür gebildet hatte. «Das muss raus, und der Kater muss unters Messer», sagte Quirin ganz selbstverständlich und bemerkte erst dann, dass diese Nachricht für das Mädchen eine Katastrophe war. ‹Jetzt nur kein übertriebenes Mitgefühl zeigen›, dachte er, ‹sonst wird alles nur noch schlimmer.› Er verabschiedete sich von Miriam, der die Tränen über die Wangen rollten, mit betont sachlicher Stimme. «Keine Bange, kleine Frau, der Mikesch wird schon wieder gesund!» Er konnte nichts anderes sagen, obwohl er wusste, dass sich erst nach der Laboruntersuchung herausstellen würde, ob die Geschwulst bösartig war oder nicht.

In dem Moment kam Hallhuber in die Stube gepoltert. «Für a Katz ham mir noch nie einen Doktor zahlt!», waren seine ersten Worte, noch bevor er ans Grüßen dachte.

Kathrin sah ihren Vater zornig an. «Den Eingriff bei der Katz zahl ich von meinem Geld!», entgegnete sie scharf. «Kümmer du dich um deine Rindviecher!»

Quirin erhob sich. Ihn ärgerte der Geiz des reichen Bauern, der gar nicht gemerkt zu haben schien, wie sehr sein Enkelkind an dem Tier hing. «Der Mikesch bringt zwar auf'm Schlachthof kein Geld», sagte er wütend, «aber das Glück, das Ihre Enkelin mit dem Tier hat, ist unbezahlbar! Vielleicht denken S' in einer stillen Stunde einmal darüber nach!»

Quirin verließ die niedrige Bauernstube.

Das Rennschwein vom Kierertal

Auf der Rückfahrt legte der Tierarzt eine Kassette mit einem alten Blues ein. Leise summte er mit und bemerkte nicht, dass ein Auto mit hohem Tempo von hinten heran kam. Vergeblich versuchte der Fahrer, auf der schmalen Landstraße zu überholen. Es war Hollerbach, ein junger Landwirt, der mit seiner Raserei schon einige Autos auf den Schrottplatz befördert hatte. Stolz hatte er mit römischen Ziffern den aktuellen Stand auf die Fahrertür gemalt. Demnach fuhr er bereits seinen vierzehnten Wagen.

Quirin entdeckte Hollerbach im Rückspiegel erst, als der sich mit Lichthupe und Fanfare bemerkbar gemacht hatte. Ein Stück weiter vorne wurde die Straße etwas breiter, Hollerbach kannte die Stelle. Spätestens da würde er diesem Langweiler seine Rücklichter zeigen.

Er setzte gerade zum Überholen an, da tauchte vor ihm ein Sattelzug auf, der Baumstämme geladen hatte. Hollerbach war in einer ausweglosen Situation: ein paar hundert Meter vor sich der Lastwagen, neben sich der Pickup.

Quirin lenkte instinktiv sein Fahrzeug auf die Böschung, Hollerbach riss das Lenkrad herum und kam so gerade noch am Kühler des Lasters vorbei, der mit qualmenden Bremsen stehen blieb.

Quirins Pick-up hatte sich mit gefährlicher Schieflage in der Böschung festgefahren. Während die beiden Männer aus dem Langholzwagen ausstiegen, um den Pick-up wieder auf die Straße zu schieben, raste Hollerbach einfach davon.

Er sollte jedoch nicht weit kommen. In einer scharfen Linkskurve lief ein streunender Hund vor sein Auto. Hollerbach trat unwillkürlich auf die Bremse, sein Wagen schoss geradeaus weiter und schlug krachend gegen einen Baumstumpf. Rauch quoll unter der Kühlerhaube hervor. Für einen Moment sah es so aus, als würde der Motor brennen, aber es war nur der geplatzte Kühler, dem zischend der heiße Wasserdampf entströmte.

Laut fluchend öffnete Hollerbach die Fahrertür. Er hatte sich beim Aufprall den Kopf gestoßen, Blut tropfte aus einer Wunde an der Stirn. Hollerbach bemerkte es erst, als er sich den vermeintlichen Schweiß vom Gesicht wischen wollte.

Und dann hörte er den Hund. Hollerbach musste ihn trotz Vollbremsung noch erwischt haben. Ein klagender Fiepton deutete darauf hin, dass der Vierbeiner große Schmerzen hatte. Wut stieg in ihm auf. Wegen dieses verdammten Köters hatte er seinen Wagen ruiniert!

Am Wegrand suchte er nach einem geeigneten Knüppel, um das Tier zu erschlagen. Er fand ein Wurzelstück, das vorne eine Verdickung hatte und gut in der Hand lag. Hollerbach ließ es ein paar Mal durch die Luft sausen.

«Diese Deppen glauben, sie hätten die Straße für sich allein!» Wütend deutete der Fahrer des Sattelzuges in die Richtung, in die Hollerbach weitergefahren war.

Sie hatten den Pick-up mit vereinten Kräften wieder auf die Straße geschoben.

«Wenn ich den erwisch, kann er was erleben!» Quirin stieg wieder ein und fuhr los.

Ein paar Kurven weiter sah er das Auto, das ihn gerade überholt hatte, mit dem noch rauchenden Kühler stehen.

Hollerbach holte gerade weit aus, um den Hund mit einem wuchtigen Knüppelhieb zu erschlagen.

Blitzschnell erfasste Quirin die Situation. Durch lautes Hupen machte er auf sich aufmerksam. Dann bremste er scharf ab und sprang aus dem Wagen. Erstaunt hielt Hollerbach im Schwung inne. Er stand mit dem erhobenen Knüppel über dem Hund, der vergeblich versuchte, auf die Beine zu kommen. Blut sickerte aus der Schulter des Tieres.

Quirin ließ keinen Zweifel an seiner Entschlossenheit aufkommen: «Bevor Sie den Hund erschlagen, schau ich ihn mir an, vielleicht ist die Verletzung gar nicht so schlimm!»

Hollerbach glaubte seinen Ohren nicht zu trauen. «Das Sauvieh ist mir direkt vors Auto g'rennt, jetzt ist der Wagen hin!» Damit deutete er auf den zerbeulten Daimler, aus dessen Kühler jetzt nur noch vereinzelt Rauchschwaden aufstiegen.

«Ja und?», sagte Quirin. «Da müssen S' halt besser aufpassen!»

Hollerbach sah mit dem verwischten Blut im Gesicht verwegen aus. Man konnte meinen, er wollte den Hund samt dem Tierarzt erschlagen. «Den Köter schlag ich tot! Und Sie gehn jetzt am besten aus dem Weg, sonst garantier ich für nix!»

Jetzt roch Quirin, dass der Bauer ordentlich getrunken haben musste. Der Tierarzt dachte gar nicht daran, auszuweichen. Er stieß den Bauern mit einem kräftigen Schubs zur Seite. «Machen S' keinen Blödsinn! Sie san ja besoffen!»

Der Hund ließ die Untersuchung fast reglos über sich ergehen. Nur als Quirin die Schulter berührte, hob er den Kopf und winselte leise.

«Das bekommen wir wieder hin», meinte Quirin. «Dich pack ich jetzt ins Auto, und dann kleb ich diesem Wilden noch ein Pflaster aufs Auge – vorausgesetzt, er benimmt sich anständig.»

Hollerbach glaubte seinen Ohren nicht zu trauen: Dieser dahergelaufene Tierarzt sprach mit dem Köter über ihn, als wäre so eine Wunde am Kopf eines Menschen nicht der Rede wert.

Quirin hob den Hund vorsichtig in sein Auto, bevor er sich mit Desinfektionsmittel, einer Mullbinde und Hansaplast an die Behandlung von Hollerbach machte.

«Wie heißen S' eigentlich?», wollte er wissen und: «San S' aus der Gegend?»

Hollerbach nickte und nannte vor Schreck auch seinen Namen, als Quirin die Platzwunde am Kopf berührte.

«Wie heißt es so schön? ‹Denn es fühlt wie du den Schmerz!› Also … wenn S' die erste Behandlung von dem Hund zahlen, ruf ich statt der Polizei einen Abschleppdienst, das Pflaster kriegen S' umsonst.»

Hollerbach musste schlucken. «Was soll das werden – eine Erpressung?»

«Haben S' noch nie was von Opferausgleich bei Trunkenheit am Steuer g'hört? Dazu spar ich Ihnen die Kosten für ein Strafmandat und einen neuen Führerschein, von den Anwalts- und Gerichtskosten gar nicht zu reden!»

Hollerbachs Selbstvertrauen schnurrte zusammen.

«Übrigens, Sie brauchen mein Angebot nicht anzunehmen, obwohl ich es für äußerst fair halte!», setzte Quirin nach.

Hollerbach wurde klar, dass der Tierarzt ihn in der Hand hatte. Er brummte irgendetwas, das entfernt nach Einverständnis klang, und Quirin hatte einen Gegner mehr im Kierertal.

Die Tierarztpraxis war nicht mehr so überfüllt wie am ersten Tag. Quirin Engel trug den Hund vorsichtig an seinen ‹Patienten› vorbei ins Behandlungszimmer. Aber wo, um Himmels willen, war Gerlinde? Sie hatte doch versprochen, spätestens bis zur Sprechstunde wieder da zu sein. Er bat die Leute im Wartezimmer noch um etwas Geduld: «Ein Notfall!»

Gerlindes Fahrrad stand im Hof, also musste sie irgendwo zu finden sein. Quirin stieß die Wohnungstür auf. «Holla!», entfuhr es ihm, als er sie, einem Gespenst gleich, auf der Leiter sah. Sie war dabei, die Wohnung zu renovieren. Eine frisch eingekleisterte Tapetenbahn hatte sich wie ein riesiger Turban um ihren Kopf gewickelt. Seine beiden Kinder Sebastian und Anja, die zu Besuch da waren, kringelten sich vor Lachen.

Gerlinde schimpfte: «Statt blöd rumzustehen und zu gackern, könntet ihr mich wenigstens von diesem Papiermonster befreien!»

An Stelle der Kinder antwortete Quirin, er habe einen Notfall drüben in der Praxis, sie solle mit oder ohne Kopfschmuck schnell ins Behandlungszimmer kommen.

Mit einem Mal galt das Interesse der Kinder nur noch dem verletzten Tier. Gemeinsam liefen sie hinüber in die Praxis, während Gerlinde sich mühsam von der klebrigen Masse befreite.

Anja wollte aufgeregt wissen, was mit dem Hund los sei, aber Quirin hatte jetzt keine Zeit für lange Erklärungen.

«Ein Unfall», sagte er knapp.

Während er eine Spritze aufzog, um die schlimmsten Schmerzen des gequälten Tieres zu lindern, breitete Gerlinde Instrumente und Verbandmaterial auf einem Tablett aus.

Anja drehte sich weg, als Quirin das Fell um die Wunde herum abrasierte. Sebastian zwang sich hinzusehen. Schließlich war er ein Junge, den so eine Kleinigkeit nicht gleich umhauen konnte. Aber auch er wurde weiß um die Nasenspitze und kümmerte sich plötzlich betont fürsorglich um seine kleine Schwester, als Quirin die blutende Haut mit der Pinzette anhob.

«Wenn er keine inneren Verletzungen hat, geht's ihm bald wieder besser.» Zuversichtlich strich Quirin über den Kopf des Hundes. «Leider können uns die Tiere nicht sagen, wo es ihnen wehtut.»

«Und was ist, wenn er doch innere Verletzungen hat?», wollte Anja ängstlich wissen.

Sebastian versuchte, mit ganz fester Stimme zu sprechen: «Dann … dann stirbt er.»

Anja schniefte, während Quirin die Wunde desinfizierte und damit begann, den Riss mit einer gebogenen Nadel zuzunähen.

«Wisst ihr, spätestens in zwanzig Jahren ist er so oder so im Hundehimmel – wer von uns kann schon mit Bestimmtheit sagen, wie lange er lebt?» Er verknotete den letzten Faden, schnitt ihn ab und bedeckte die Wunde mit einem großen Pflaster. «Was wir für den Kerl tun konnten, haben wir getan, alles Weitere liegt nicht mehr in unserer Hand.»

«Ihr könnt ja für den Hund heute Abend eine Kerze anzünden», schlug Gerlinde vor. «Die erste Nacht ist bei so einer Verletzung immer kritisch.»

Anja nickte eifrig, sie wollte jetzt nicht sprechen, weil sie befürchtete, ihr Bruder würde an ihrer Stimme erkennen, dass sie schon wieder den Tränen nahe war.

Gerlinde schien zu spüren, was in Anja vorging, und lenkte geschickt vom Thema ab: «Du, Quirin, mir wäre es sehr recht, du würdest dich rasch um eine richtige Sprechstundenhilfe kümmern, dann könnte ich mit den Kindern in aller Ruhe tapezieren!» Dabei zupfte sie sich ein paar angetrocknete Tapetenschnipsel vom Kleid.

Quirin versprach, sich gleich morgen darum zu kümmern. «Aber du weißt ja, wie schwer gute Leute zu bekommen sind.»

Als er die Schulter des Hundes bandagierte, konnte auch Anja wieder zusehen. Geduldig ließ der Patient alles über sich ergehen, als wüsste er genau, dass er ohne diese Prozedur nicht wieder gesund werden würde.

«Und? Was machen wir jetzt mit ihm?», wollte Quirin wissen, während er sich die Hände wusch. Da auch die Kinder keinen Rat wussten und Gerlinde eisern schwieg, damit der

Tierarzt ja nicht auf die Idee kam, ihr den Hund anzuhängen, meinte er schließlich: «Ich schau ihn mir später noch einmal an. Vielleicht kann ich ihn schon morgen ins Tierheim bringen.»

«Ins Tierheim?», stammelte Anja. «Du sagst doch selber immer, dass die Tiere einen Knacks bekommen, wenn sie längere Zeit eingesperrt sind!»

Auch Sebastian konnte kaum glauben, was sein Vater da gesagt hatte.

«Ihr habt ja Recht, aber wohin mit dem Hund? Ich kann doch nicht damit anfangen, alle herrenlosen Tiere aufzunehmen!» Um seiner Schwiegermutter in puncto Bezahlung gleich den Wind aus den Segeln zu nehmen, fügte er hinzu: «Die Rechnung für die Behandlung bekommt dieser Rennfahrer – wie heißt er gleich? Holunder … Hollerwasser …»

«Hollerbach», sagte Gerlinde.

«Du kennst ihn?»

«Wer kennt den nicht?», entgegnete sie amüsiert. «Das Rennschwein vom Kierertal. Aber zahlen wird der die Rechnung nie, das garantier ich dir.»

«Wir werden ja sehen.» – Quirin blinzelte Gerlinde verschmitzt an. «Ich hab ein paar Trümpfe in der Hand, da geht sogar dem skrupellosesten Rennfahrer irgendwann der Sprit aus …»

Gerlinde schickte die Kinder hinüber ins Haus, sie könnten ja schon mal die nächste Tapetenbahn einkleistern. Jaco musste auch gleich kommen, er hatte ihr versprochen zu helfen. Das hätte sie den beiden nicht zweimal sagen müssen. Einkleistern war ihre Leidenschaft. Und in Jaco waren sie beide verschossen … Anja vielleicht ein bisschen mehr als Sebastian. Sie stürmten hinaus.

«Alle Achtung!», meinte Quirin anerkennend, «Wie man

Kinder wieder fröhlich macht, das hast du wirklich drauf. Sag, stimmt das mit Jaco? Der alte Schwede kommt beim Renovieren helfen?»

«Mich brauchst du ja vorläufig noch hier in der Praxis», meinte Gerlinde beiläufig, während sie den betäubten Hund vorsichtig in einen Korb legte.

«Ich sag's ja, wenn ich dich nicht hätt …» Quirin umarmte seine Schwiegermutter und gab ihr einen Kuss auf die Wange.

Sie kamen gut miteinander aus. Er hätte Gerlinde am liebsten für immer dabehalten. So wäre jemand im Haus, wenn die Kinder zu Besuch kamen, und er hätte obendrein noch eine zuverlässige Sprechstundenhilfe. Leider kannte er sie zu gut, um ernsthaft daran zu glauben.

Wie das Nashorn erschaffen wurde

Anja, Sebastian und Jaco waren mit ihrem Werk zufrieden. Sie klebten gerade die letzte Tapetenbahn an die Wand, als ein ziemlich erschöpfter Quirin ins Zimmer stolperte.

Jaco begrüßte den Freund: «So wie du ausschaust, brauchst jetzt einen Schluck Bier!»

Jaco war ein kräftiger Mann, Mitte zwanzig. Seine gelockten schwarzen Haare und die dunklen Augen ließen ihn wie einen Südländer erscheinen. Man sah ihm an, dass er viel Sport trieb. Kräftige muskelbepackte Arme spannten die kurzen Ärmel seines T-Shirts.

«Was ich brauch, ist ein Bett», sagte Quirin. Erschöpft ließ er sich auf einem Hocker nieder, ohne darauf zu achten, dass der voller Tapetenreste und Kleister war.

Die Kinder standen erwartungsvoll da. Stolz wollten sie endlich wissen, was der Vater zu ihrem Werk sagen würde.

Jetzt erst sah Quirin, dass sie den Raum fertig tapeziert hatten. «Entschuldigt – ich bin noch in Gedanken bei meinen Patienten. Wirklich toll! Das habt ihr gut gemacht, das könnte ein Fachmann nicht besser hinkriegen!»

Er wollte aufstehen, um seine Kinder zu umarmen, aber der Stuhl blieb an seinem Hosenboden kleben. Nur mit Mühe unterdrückte Quirin einen Fluch. Als sich herausstellte, dass die Hose sich nicht so leicht lösen lassen würde, stieg er umständlich aus den Beinkleidern und holte aus dem Schlafzimmer ein neues Paar Jeans.

Dann rief er fröhlich: «Na, wie wär's? Eine Runde Pizza für alle?»

Jaco nickte. «Okay, von mir aus.» Anja und Sebastian stimmten ein Indianergeheul an und umkreisten ihn begeistert.

«Solang ihr mich nicht an den Marterpfahl bindet, soll mir alles recht sein!»

Gerlinde kam von der Praxis herüber und wusste nicht recht, was sie von dem Geschrei halten sollte. «Was soll ich denn kochen?», fragte sie.

«Wir kochen selber!», rief Sebastian.

«So, und was?», fragte Gerlinde erstaunt.

«Piiizzaaa!» riefen die vier im Chor.

Gerlinde versuchte Quirins Hose hochzuheben. Der Stuhl klebte fest daran.

«Das steckst' am besten beides mit'nander in die Waschmaschin'», feixte der Tierarzt.

Der Pizzadienst kam schneller als erwartet. Die Kinder hatten noch beim Aufsammeln der Tapetenreste geholfen und wollten sich mit ihren kleisterbeschmierten Händen über die runden Köstlichkeiten hermachen. Nur mit Mühe gelang es Quirin, sie davon zu überzeugen, dass Tapetenkleister zwar möglicherweise Eiweiß und Stärke enthalte, aber nichts im Essen und schon gar nichts im Magen von Kindern zu suchen habe.

Die drei Erwachsenen waren mit ihren Pizzas gerade mal zur Hälfte fertig, als Sebastian sich das letzte Stück in den Mund stopfte, aber auch Anja war schon ziemlich weit.

«Kein Mensch hat davon geredet, dass ihr die Pizza einatmen sollt!» Gerlinde machte sich ernsthaft Sorgen.

Aber Quirin beruhigte sie: «Ich hab das früher auch so g'macht, daran kann man deutlich sehen, dass es meine Kinder sind.»

Jaco stellte infrage, ob das wirklich ein Beweis sei, er kenne eine Menge Kinder, die Pizza auf diese Weise essen …

Gerlinde schickte Anja und Sebastian ins Bett, bevor dieses Thema weiter breitgetreten werden konnte.

Mit Staunen bemerkte Quirin, dass seine beiden Rabauken ohne Murren der Aufforderung nachkamen. «Ich glaube fast, die haben genug für heute.»

«Ich auch», seufzte Gerlinde. «Eigentlich doch schade, dass Angelika nicht mit aufs Land gezogen ist.»

Ein Schatten fiel über Quirins Gesicht. «Ja, das finde ich allerdings auch.» Die Eheleute hatten beschlossen, sich vorläufig zu trennen.

Jaco sagte: «Es muss halt jeder für sich den richtigen Weg finden. Manchmal passt's, doch dann ändert einer die Richtung und es geht auseinander …»

Quirin ging es gar nicht darum, Angelika Vorwürfe zu machen. «Bei solch einer Trennung ist nie einer alleine Schuld.»

«Einer hat immer's Schüsserl verschüttet und der andere 's Haferl», bemerkte Gerlinde.

«Wer hat was verschüttet?», wollte Anja wissen, die den Kopf zur Tür hereinsteckte, um gute Nacht zu sagen.

Gerlinde war schon aufgestanden, um die Kinder endgültig ins Bett zu bringen, aber Quirin hielt sie auf.

«Lass nur, ich mach das heut!»

Im Hinausgehen wollte er wissen, ob die Zähne geputzt, der Hals gewaschen und die Haare gekämmt waren.

«Frag das lieber den Sebastian», entgegnete Anja mit gespielter Entrüstung in der Stimme.

Der lag schon im Bett und sah alles andere als gewaschen aus, aber Quirin war zu müde, um heute noch über Grundbegriffe der Körperhygiene zu sprechen.

Nachdem Anja sich in ihre Daunendecke gekuschelt hatte, bettelte sie: «Erzählst du uns noch eine Geschichte?»

«Aber nicht wieder so eine Kleinkindergeschichte», verlangte Sebastian, der offenbar lieber weiter in seinen Comic-Heften gelesen hätte.

«Du brauchst ja nicht zuzuhören», meinte Quirin und setzte sich auf den Rand von Anjas Bett. «Weißt du, warum Nashörner so eigentümlich aussehen?»

Anja schüttelte den Kopf, man sah ihr an, dass sie gespannt war, was dem Vater diesmal wieder einfallen würde.

«Das war so: Am Anfang hat Gott, wie ihr wisst, Himmel und Erde geschaffen. Und weil es dunkel war, machte er noch eine Sonne, drehte ein wenig an der Erde und ließ sie um die Sonne kreisen, damit alle Seiten vom Licht etwas abbekamen.

Daraus wurden Tag und Nacht. Und weil ihm die Erde irgendwie kahl vorkam, hat er noch Pflanzen erfunden, Kräuter und Bäume mit Früchten, Gräser und Büsche. Man konnte da schon sehen, dass er Freude an der Vielfalt hatte, aber etwas fehlte ihm noch …»

«Die Menschen!», rief Anja aufgeregt.

Sebastian tat so, als würde er noch in seinem Comic-Heft lesen, dabei hatte er gleich damit aufgehört, als Quirin zu erzählen begonnen hatte.

«Die kommen auch noch dazu, aber zuvor hat er erst mal ausprobieren wollen, was für Lebewesen ihm noch so in den Sinn kamen. Dabei fielen ihm dann die Tiere ein. Er machte welche, die am Schwimmen Spaß hatten und deshalb im Wasser leben und atmen konnten, und welche mit Flügeln, damit sie durch die Luft sausen konnten.» Quirin deutete auf einen Flugsaurier, der auf dem Titelblatt eines der Heftchen abgebildet war, die Sebastian auf seinem Bett liegen hatte. Weil aber die Sonne gerade unterging, wurde es ziemlich kalt, und so kam er auf die Idee, dass die Tiere ja auch noch was zum Anziehen brauchten. So ging er an die Arbeit und dachte sich für jede Art ein anderes Kleid aus. Das machte ihm tierisch Spaß, auch wenn er damit viel zu tun hatte. Wie gesagt, er liebte die Abwechslung über alles. Endlich hatten alle Tiere maßgeschneiderte Kleider, die einen aus Federn, die anderen aus Pelz, manche aus Leder … und er war jetzt rechtschaffen müde. Da stupste ihn etwas von der Seite an.»

«Ein Esel!», rief Sebastian und merkte zu spät, dass er sich damit als heimlicher Zuhörer verraten hatte.

«Ich dachte, dich langweilen diese Kleinkindergeschichten?», kam es prompt von Anja.

«Esel war nicht schlecht – es war das Nashorn. Nur hatte es damals noch kein Horn. Das hat der Schöpfer dann erst erfunden, als kleinen Trost dafür, dass er dieses Tier beinahe vergessen hatte – und damit es ihn in Zukunft besser anstupsen könne. Also – dieses Nashorn, wie es ab sofort hieß, hatte Gänsehaut, weil ihm erbärmlich kalt war. Und Gänsehaut sah bei einem so gewaltigen Tier wirklich lächerlich aus.

Es zitterte am ganzen Leib. ‹Alle haben Kleider, nur ich nicht!›, beklagte es sich bitter.

Ein wenig hilflos sah der Herr sich um. Er hatte nur noch ein paar Stofffetzen, aus denen er unmöglich ein komplettes Kleidungsstück für das Nashorn nähen konnte. Weil aber das arme Tier gar so erbärmlich dastand und fror, suchte er die Reste zusammen und begann die Stoffstücke aneinander zu nähen. Es entstand ein Kleid, wie es kein anderes Tier hatte.

Übrigens, die Schotten haben später die Idee aufgegriffen und Decken aus lauter kleinen Flicken genäht, weil sie nicht ertragen konnten, dass man Stoffreste einfach wegwarf ...»

Quirin bemerkte, dass Anja und Sebastian eingeschlafen waren. Er stand auf, gab den Kindern einen Kuss, deckte sie behutsam zu, warf noch einen langen Blick auf Sebastian und Anja und löschte schließlich das Licht. Er wusste nicht so recht warum, aber das Herz war ihm seltsam schwer.

Am nächsten Tag war Quirin schon in aller Frühe beim Bogenschießen. Das Gras war noch nass vom Tau.

Jaco kam mit unsicheren Schritten auf ihn zu. «War wohl ein Bier z'viel gestern Abend», meinte er verschlafen.

«Bei dir scho», entgegnete Quirin. «Während ich bei den Kindern war, hast du die Situation schamlos ausg'nutzt und mit Gerlinde gebechert. Euer Vorsprung war so groß, dass ich keine Chance mehr g'habt hab ...»

Quirins Körper spannte sich, als wäre er selbst der Bogen. Ganz langsam, wie in Zeitlupe, legte er den Pfeil auf die Sehne und traf, obwohl er das Ziel gar nicht anvisiert hatte, mitten ins Schwarze. Jaco sah ihn erstaunt an.

«So ein Schuss gelingt nur, wenn du quasi selber zu Pfeil und Bogen wirst», erklärte Quirin dem Freund. «Deshalb schieß ich lieber am Morgen, bevor ich mich das erste Mal geärgert habe. Und jetzt bist du dran.» Er reichte Jaco Bogen und Pfeil. «Und denk an deinen Atem. Im Ausatmen schießen, sonst wird's nix!»

Jaco spannte die Sehne. «Du willst einem erfahrenen Bogenschützen Ratschläge geben? Da, schau!»

Der Pfeil schwirrte von der Sehne – und bohrte sich irgendwo hinter der Zielscheibe ins Gras.

«Hab lang nicht mehr geübt», entschuldigte er den Fehlschuss und machte sich mit Quirin auf die Suche nach dem verschossenen Pfeil.

In solchen Momenten waren die beiden sehr vertraut miteinander. Fast schien es manchmal, als würden sie sich schweigend unterhalten. Dann wieder antwortete einer, obwohl der andere die Frage noch gar nicht gestellt hatte.

Noch vor dem Frühstück wollten die Kinder wissen, wie es dem Hund ging. Quirin runzelte die Stirn, und das hatte nichts Gutes zu bedeuten.

«Ist er tot?», wollte Anja ängstlich wissen.

«Nein, er lebt, aber der Zusammenprall mit dem Auto war wohl doch heftiger, als ich gedacht habe. Wir behalten den Professor zur Sicherheit erst mal noch eine Weile hier.»

«Professor?», fragten die Kinder gleichzeitig, aber auch Gerlinde und Jaco sahen Quirin erstaunt an.

Der Tierarzt erzählte lachend, dass er letzte Nacht von seinem Professor geträumt habe, bei dem er vor Jahren seine Doktorarbeit geschrieben hatte. «Und dieser Professor hat sich im Traum in einen Hund verwandelt, der genauso ausg'schaut hat wie unser kleiner Patient.»

«Aber wir können doch nicht Professor zu einem Hund sagen!», entrüstete sich Anja.

«Dann nennen wir ihn Dr. Knoll», schlug Quirin vor, «so hieß dieser Mann nämlich. Den Professor lassen wir weg, weil sonst die Leute auf der Straße uns vielleicht den Vogel zeigen.»

Sebastian war der Ansicht, dass Dr. Knoll ein abgefahrener Name für einen Hund sei, «aber den Vogel zeigen sie uns trotzdem», meinte er gelassen. Anja rümpfte zuerst die Nase, ließ sich aber überzeugen.

Quirin konnte nicht ahnen, dass damit die Chance, diesen Hund jemals wieder loszuwerden, gegen Null ging. Dr. Knoll gehörte sozusagen bereits zur Familie, war adoptiert, auch wenn der Beschluss offiziell noch nicht gefasst worden war.

Der Hund verstand schnell, dass er gemeint war, wenn jemand «Dr. Knoll» rief. Seine Genesung machte rasche Fortschritte.

Mutter Theresa der Tiere

Gerlinde nahm den Hörer ab, als das Telefon läutete. «Ja, hier Marlies Goll», meldete sich am anderen Ende eine aufgeregte Frauenstimme. «Unser Puma hat hohes Fieber!»

«Was denn, Sie ham an Puma, hier im Kierertal?».

«Ja, ham S' denn noch nichts von meinem Gnadenhof gehört?», fragte Marlies Goll zurück. «Es ist noch ein ganz junger, grad amal drei Monat alt.»

«Ich bin jahrelang nimmer in Hinterskreuth gewesen, und wenn mein Schwiegersohn nicht die Tierarztpraxis übernommen hätte ...»

«Was ist denn los?», unterbrach sie Quirin, der grade zur Tür hereinkam.

«Ein Puma hat Fieber.» Gerlinde schüttelte den Kopf. «Was es alles gibt …»

Als Quirin wenig später seinen Arztkoffer auf die Ladefläche des Pickup warf, trat Jaco zu ihm.

«Grüß die Marlies von mir», sagte er.

«Ja, mach ich. Was ist das überhaupt für eine?»

Jaco klärte ihn auf: «Marlies Goll ist eine Art Mutter Theresa der Tiere, die hier oben im Kierertal seit ein paar Jahren eine Tierfarm aufgebaut hat. Sie nimmt Tiere auf, die keiner mehr haben will …»

«Etwas Besseres als den Tod finden wir überall …», sagte Quirin.

«Hä?», machte Jaco.

«Kennst du doch. Die Bremer Stadtmusikanten …»

«Ja, bloß dass es hier anders zugeht. Die Tiere, die keiner mehr haben will, sammelt die Marlies ein. Dass man sie selber hier im Tal eigentlich auch nicht haben will, macht ihr die Arbeit nicht gerade leichter, aber sie kümmert sich nicht darum.»

«Okay», sagte Quirin, «dann beschreib mir mal den Weg zu dem Tierparadies.»

Jaco winkte ab. «Ich fahr voraus, sonst bin ich am Ende schuld, wenn du nicht rechtzeitig ankommst.»

Die Kinder wollten natürlich mit, ein Puma, das durften sie auf keinen Fall versäumen. Es schien, als wäre das Leben auf dem Land um einiges spannender als in der Stadt.

Es war für den Tierarzt nicht leicht, Jaco zu folgen, der auf seiner Geländemaschine viel zu schnell den Berg hinaufraste. Immer wieder verlor er den Freund aus den Augen. Dem schien es Spaß zu machen, Quirin ins Schwitzen zu bringen. Vielleicht war es auch eine kleine Rache nach der Blamage beim Bogenschießen.

Marlies Goll atmete erleichtert auf, als sie den Tierarzt kommen sah. Jaco fuhr gleich weiter, nachdem er Marlies mit Quirin und den Kindern bekannt gemacht hatte – seine Werkstatt wartete auf ihn.

Quirin hatte sich die Tierfreundin ganz anders vorgestellt. Die Frau, der er nun gegenüberstand, hatte überhaupt nichts Verschrobenes oder Sektiererisches. Sie sah ihn aus hellen, lustigen Augen an. Unter der Mütze, die schräg auf ihrem Kopf saß, quollen dichte blonde Locken hervor. Den Mund umspielte ein Lächeln. Die kleinen Fältchen in den Augenwinkeln zeigten, dass die Frau, die Quirin auf Mitte dreißig schätzte, viel und gerne lachte. Die Art, wie sie mit den Kindern redete, wies sie als unkomplizierten, gut gelaunten Menschen aus.

Quirins Blick ging über die kleine Tierfarm. Es war ein buntes Gemisch – eine Miniausgabe der Arche Noah. Ein Elefant stand in einem Gehege und warf mit seinem Rüssel Strohbüschel in die Luft. In einem großen Zwinger lagen Hunde aller Rassen und hielten ihren Verdauungsschlaf. Ein Lama, ein Kamel, mehrere Katzen komplettierten das Bild. Ein bunter Papagei saß auf einem Holzzaun und schrie abwechselnd «Blödmann» und «Geh weg!»

«Mehr kann er leider nicht», sagte Marlies Goll lachend, als sie an dem bunten Vogel vorbeikamen.

Der Puma lag in einer kleinen Hütte, frisches Stroh war aufgeschüttet. Die Raubkatze trug einen Verband an der Pfote, den sie versuchte abzubeißen. Was genau passiert war, konnte Frau Goll nicht sagen.

Das kranke Tier ließ den Doktor nicht gleich an sich heran. Ein leises, aber gefährliches Fauchen signalisierte ihm, dass es ratsam war, vorsichtig zu sein.

Marlies setzte sich zu dem Puma aufs Stroh und begann sein vom Fieber mattes Fell zu streicheln. Dann kraulte sie ihm den

Hals, was ihm besonders gut zu gefallen schien. Quirin sprach unterdessen ruhig mit dem Tier, damit es sich erst einmal an seine Stimme gewöhnen konnte, bevor er sich näherte.

Anja und Sebastian sahen gebannt durch ein schmales Fenster zu. Quirin näherte sich langsam dem Raubtier, die beiden Kinder hielten den Atem an. Der Puma fletschte die Zähne. Anja grub vor Aufregung ihre Fingernägel tief in Sebastians Arm. Der stöhnte leise auf. Sofort drehte der Puma seinen Kopf in Richtung Fenster. Starr vor Schreck sahen die Kinder in seine leuchtenden gelben Augen.

Quirin begann jetzt ganz leise zu summen. Marlies glaubte, einen Blues zu erkennen, und sie hatte sich nicht getäuscht. «Nobody knows the trouble I've seen …» Mit einiger Verwunderung beobachtete sie die seltsamen Methoden, mit denen dieser Dr. Engel sich das Vertrauen seines exotischen Patienten erwarb. Als Nächstes ließ Quirin die Raubkatze ganz beiläufig an seiner Hand riechen. Er wusste, dass der Geruchssinn bei Raubkatzen eine mindestens ebenso große Rolle spielte wie das Gehör.

Die Selbstverständlichkeit seiner Bewegungen zeigte, dass sich Quirin seiner Sache sicher war. Diese Sicherheit musste sich jetzt nur noch dem Raubtier mitteilen, dann hatte er gewonnen.

Endlich ließ sich der Puma von dem fremden Mann streicheln. Vorsichtig begann Quirin, den Verband von der Pfote abzunehmen.

«Scheint gebrochen zu sein», bemerkte er leise. «Wie ist denn das passiert? Eine Wildkatze ist sehr geschickt, die bricht sich nicht so leicht etwas.»

Marlies hob die Schultern. «Ich weiß es beim besten Willen nicht! Ein paar Leut' hier im Tal haben Angst. Sie fürchten, diese wilde Raubkatze könnt' über eines ihrer Tiere herfallen.

Es wurde vor ein paar Tagen sogar auf meine Farm geschossen.»

Quirin sah erstaunt auf, sagte aber nichts dazu. «Wir müssen eine Röntgenaufnahme von der Pfote machen. Dazu muss ich die Katze zuerst narkotisieren, damit sie stillhält. Am besten mach ich's gleich, dann können wir Ihren Schützling besser transportieren.»

«Was wird denn das kosten?», fragte Marlies Goll besorgt.

«Darüber machen Sie sich mal keine Gedanken, das bekommen wir schon irgendwie geregelt. Wenn ein Mensch in die Notaufnahme kommt, kann man ja auch nicht erst fragen, wer den Arzt bezahlt.»

Quirin zog eine weitere Spritze auf, nachdem er sich erkundigt hatte, wie schwer der Puma in etwa sei. Für die exakte Dosierung des Betäubungsmittels ist das Gewicht ausschlaggebend, das war auch Marlies inzwischen bekannt. Sie hatte ihren Liebling gewogen, als sie wusste, dass Quirin auf dem Weg zu ihr war.

«Wie haben Sie denn das gemacht?», wollte Sebastian wissen, während sein Vater die Spritze setzte.

Marlies deutete in die Ecke der Hütte, wo eine Kartoffelwaage stand.

«Und da hat sich der Puma einfach so draufgelegt?», fragte der Junge.

«Das nicht, ich hab Osman – so heißt er – auf den Arm genommen und mich mit ihm gewogen, anschließend hab ich mein Gewicht abgezogen.»

Quirin zog anerkennend die Augenbrauen in die Höhe. «Ganz schön stark!»

«Ich arbeite hart, das gibt Muskeln.» Marlies lachte fröhlich.

Inzwischen war der Puma schläfrig geworden, sein Körper entspannte sich. Jetzt konnte Quirin die Pfote provisorisch schienen und verbinden. Es war ihm lieber so, trotz aller vertrauensbildenden Maßnahmen. Man konnte nicht wissen, wie das Raubtier auf einen plötzlichen Schmerz reagieren würde.

Sebastian und Anna standen immer noch am Fenster und schauten dem Vater gebannt bei der Arbeit zu. Erst als er und Marlies den schlafenden Puma auf eine Decke hoben und hinaustrugen, kamen sie vorsichtig dazu, um sich das Tier aus nächster Nähe anzusehen.

«Der schläft tief und fest, ihr könnt ihn ruhig anfassen», ermunterte Quirin seine Kinder.

Vorsichtig berührte Anja das Fell auf dem Rücken, während Sebastian mutig den Kopf des Raubtiers streichelte.

«Fühlt sich gut an», bemerkte Anja, «fast wie bei einer Katze!»

«Ist ja eigentlich auch eine Katze, halt nur ein bisserl größer», klärte Marlies sie auf. «Für den Rückweg nehm' ich mal lieber eine Transportkiste mit, falls der Osman unterwegs wach wird.»

Sie lief ins Haus und kam mit einer großen Box zurück, wie sie für Tiertransporte im Flugzeug verwendet werden. Sie hoben den Puma vorsichtig hinein, schlossen den Deckel und befestigten die Box auf der Ladefläche. Dann stiegen sie alle in das Führerhaus des Pickup.

Unterwegs erkundigte sich Quirin nach der Farm: «Wie viele Tiere haben Sie denn etwa?»

«Zurzeit gibt es hier Bimbo, den Elefanten, ein Lama, einen Geparden, zwei Ziegen, einen Esel, ein Kamel und natürlich jede Menge Hunde, Katzen, Enten, Gänse, Hasen und Kleintiere. Den Papagei haben Sie ja gesehen.»

Quirin wollte wissen, wie sie auf die Idee mit der Farm gekommen sei.

«Die meisten Tiere hätten sterben müssen, wenn sie hier nicht untergekommen wären. Das hat sich rasch herumgesprochen, und so wurden es im Laufe der Zeit immer mehr.

Zum Beispiel, als ein Wanderzirkus aufgelöst wurde – es ist schließlich billiger, die Tiere hier abzugeben, als sie einschläfern zu lassen oder zu erschießen.»

«Bezahlen denn die Leute dafür?» fragte Quirin skeptisch.

«Nur wenn ich Tiere in Pension nehme – manchmal kommt auch eine Spende.» Marlies seufzte tief. «Es ist halt immer zum Leben zu wenig und zum Sterben zu viel.»

Die Kinder hatten zugehört, jetzt machten sie ihrer Entrüstung Luft. «Für alles ist Geld da, nur für die, die es wirklich brauchen, nicht!», schimpfte Anja.

«Ich schreibe dem Bundespräsidenten!», tönte Sebastian.

Quirin musste lachen. «Keine schlechte Idee, aber was glaubst du, wie viele Menschen dem Bundespräsidenten schreiben? Ich mach Ihnen ein Angebot», wandte er sich wieder an Marlies. «Ich behandle Ihre Tiere umsonst, dafür dürfen meine beiden Kinder ab und zu auf die Farm kommen und Ihnen helfen, wär das was?»

«Das wär ganz wunderbar!», antwortete Marlies glücklich. «Ich weiß nur nicht, ob ich das annehmen kann.»

Die Kinder nickten eifrig, um sie zu ermuntern.

«Können nicht», entgegnete Quirin, als er den Wagen vor der Praxis abstellte, «sagen wir einfach: müssen. Übrigens – ich bin der Quirin.»

Sie hoben die Box von der Ladefläche und trugen sie ins Behandlungszimmer. Quirin zog sich die Bleischürze an und bat Marlies, wegen der Strahlung draußen zu warten.

Das Röntgenbild bestätigte seine erste Diagnose: ein Bruch knapp über dem Gelenk.

«Na, da haben wir ja noch mal Glück gehabt, so was verheilt im Allgemeinen ohne Komplikationen – vorausgesetzt, es gelingt uns, einen Gipsverband anzulegen, den der Puma nicht gleich wieder abreißt.»

Gemeinsam machten sie sich an die Arbeit.

Gerlinde kam herein und war fast ein bisschen eifersüchtig, als sie sah, wie gut die beiden zusammenarbeiteten. «Das ging aber schnell!», meinte sie. «Ich hab nicht geglaubt, dass du in so kurzer Zeit eine Sprechstundenhilfe findest.»

«Darf ich vorstellen: Das ist Marlies Goll mit ihrem Puma Osman, und das ist meine Schwiegermutter Gerlinde Schneider, sie hilft mir in der Praxis.»

Marlies streckte Gerlinde zum Gruß den Ellenbogen hin, da sie bis über die Handgelenke voller Gips war.

«Sie sind also die Mutter Theresa der Tiere?» Das war von Gerlinde anerkennend gemeint, trotzdem schwang ein spöttischer Unterton mit. «Ich habe versucht, Quirin klar zu machen, dass er sich auf meine Hilfe nicht auf Dauer verlassen kann. Er braucht dringend eine geschickte Kraft wie Sie, die ihm in der Praxis zur Hand geht.»

«Ich weiß so schon nicht, wo mir der Kopf steht», sagte Marlies eilig. «Aber sonst könnte ich mir so eine Arbeit gut vorstellen …» Es schwang ein warmer Ton mit, während sie das sagte.

«Kann ich mal die Schere haben?» Quirin schnitt das Gipsband ab und schmierte das Ende sorgfältig zu, damit der Puma später nicht daran zupfen konnte. Dann sah er sich das Röntgenbild noch einmal in Ruhe an.

«Ein Schlag mit einem harten Gegenstand oder ein Steinwurf könnte durchaus die Ursache für den Bruch gewesen sein. Ich werd mich mal umhören, ob jemand besonders lautstark Stimmung gegen Ihre Tiere macht, vielleicht gelingt es ja so, den feigen Kerl zu erwischen.»

Da er den Puma nun schon in der Narkose auf dem Tisch hatte, untersuchte Quirin das Tier gleich gründlich, schaute ihm ins Maul und in die Ohren, befühlte Tatzen und Krallen, betastete den Bauch und hörte ihn mit dem Stethoskop ab.

«Der strotzt ja nur so vor Gesundheit. Wenn der Gips und die frische Naht nicht wär, könnt man ihn grad' in die Natur entlassen!»

«Untersteh dich», protestierte Gerlinde, «das wäre der Startschuss zur Großwildjagd im Kierertal!»

Der Puma wurde in seine Box verfrachtet, und Quirin bat Gerlinde, die Besucher der Sprechstunde auf ein wenig später zu vertrösten. Dann fuhr er mit Marlies zur Tierfarm zurück.

«Wenn Sie wüssten, was das für mich bedeutet und wie sehr Sie mir geholfen haben!», bedankte sie sich während der Fahrt.

«Du – es heißt: Wenn *du* wüsstest …»

Marlies sah Quirin schuldbewusst an. «An das Du muss ich mich erst gewöhnen. Also, ich danke dir ganz herzlich!»

«Gern geschehen.»

Quirin hatte es auf einmal gar nicht mehr eilig. Behutsam steuerte er den Pick-up durch die Kurven, als müsste er dem verletzten Tier jede Erschütterung ersparen.

«Die Kinder leben nicht bei der Mutter?» Marlies versuchte, diese Frage so beiläufig wie möglich zu stellen.

«Nein – äh, doch, schon. Jetzt sind sie gerade bei mir, weil ein paar Tage schulfrei sind, aber sonst sind sie bei Angelika.» Quirin war dieses Thema unangenehm.

«Sie sind geschieden?», hakte Marlies nach und wusste selbst nicht genau, warum sie das tat.

«*Du,* es heißt: *Du* bist geschieden, und wenn du noch ein paar Mal Sie sagst, bekommen *Sie* eine saftige Rechnung von diesem Dr. Quirin Engel.»

«Wenn *du* mir die Rechnung und alle Mahnungen persönlich zustellst, könnt ich noch ein paar Mal *Sie* sagen», entgegnete sie schlagfertig, wobei ein spitzbübisches Lächeln ihre Mundwinkel umspielte.

Quirin sah stur geradeaus, um nicht in Versuchung zu kommen, weiter mit Marlies zu flirten.

Nachdem sie die Farm erreicht hatten, trugen sie die Raubkatze zu ihrem Lager in der kleinen Hütte. Osman wachte kurz auf. Er hob den Kopf, sah zu Marlies, als wollte er sich vergewissern, dass sie noch da war, und schlief gleich darauf wieder ein.

Marlies setzte sich neben ihn, sie kraulte ihn hinter dem Ohr, als wäre das Raubtier eine Hauskatze. «Jetzt wird alles wieder gut», erklärte sie ihm mit sanfter Stimme.

Seuchen-Alarm

Das Wartezimmer war voller Leute, die ihre Lieblinge meist auf dem Schoß hatten. Nur ein riesiger Bernhardiner saß neben seinem nicht minder stattlichen Besitzer und war eifrig dabei, mit einem Yorkshire-Terrier Kontakt aufzunehmen.

Dessen Besitzerin versuchte mit schriller Stimme genau das zu verhindern. «Halten Sie doch ihr Monster fest! Sehen Sie nicht, dass mein Putzi sich fürchtet?»

«Ich seh nur, dass Sie sich fürchten», entgegnete der Mann ruhig. «Wir von der Bergwacht sind eher freundlich, wissen S'. Das gilt für mich und für meinen Hund.»

Die Frau, die so hysterisch reagierte, kannte jeder im Wartezimmer: Elise Bogner, die Besitzerin des Terriers, war die Gattin des Bürgermeisters. Sie führten eine kinderlose Ehe. Der arme kleine Hund musste für Elise Bogner als Kinderersatz herhalten.

Die First Lady von Hinterskreut war von Hause aus Berlinerin. Die Leute im Kierertal hatten sich nie daran gewöhnen können, dass die Frau Bürgermeister eine Preußin war.

Als er endlich wieder da war, entschuldigte sich Quirin, er habe noch einen Notfall versorgen müssen. Dann bat er Sam Hochleitner, den Mann von der Bergwacht, ins Behandlungszimmer. Der Bernhardiner nutzte die Gelegenheit, Putzi im Vorbeigehen mit seiner gewaltigen Zunge nochmal kurz abzulecken. Ein spitzer und alles durchdringender Schrei der Bürgermeistersgattin war die augenblickliche Folge.

«Keine Sorge», brummte Sam, «er hat heute schon gefressen.»

Dann verschwand er mit dem Hund im Behandlungszimmer, während Frau Bogner einem Nervenzusammenbruch nahe war. Sie versuchte sofort, Stimmung gegen den neuen Tierarzt zu machen, der es nicht einmal für notwendig hielt, sich bei ihr für die Attacke des Bernhardiners zu entschuldigen.

«Dieser gemeine Angriff geschah ja schließlich unter seinen Augen!»

Niemand schien sich um die aufgeregt schimpfende Frau zu kümmern. Die Leute waren solche Szenen offenbar von ihr gewohnt.

Der Bernhardiner hatte eine Mittelohrentzündung. Sam sah Quirin ungläubig an. «Mittelohr – wie bei uns Menschen? Ich hab gar nicht g'wusst, dass ein Hund auch so was hat.»

Nachdem Quirin dem Tier Tropfen ins Ohr geträufelt hatte, reichte er Hochleitner das Fläschchen. «Alle vier Stunden zwanzig Tropfen, dann geht's ihm bald wieder besser. Ist ja ein prächtiger Bursche …»

In dem Moment steckte Frau Bogner den Kopf ins Sprechzimmer, um sich zu erkundigen, wie lange es denn noch dauern würde.

«Es dauert bei mir immer so lang, bis ich mit einem Patienten fertig bin», sagte Quirin kurz angebunden.

«Das war deutlich», freute sich Sam. «Mir ist sie vorhin auch schon saudumm gekommen. Sie glaubt, als Frau des Bürgermeisters hat sie Anspruch auf eine Sonderbehandlung.»

«Sauber», entfuhr es Quirin, «da hab ich mich ja gleich wieder in die Nesseln g'setzt. Aber das ist eh eine Spezialität von mir.» Er verabschiedete sich von seinem Patienten mit einem freundlichen Klaps. «Gute Besserung! – Und Sie schaun in ein paar Tagen noch einmal mit ihm herein, ja?»

Von der Art, wie sich Frau Bogner nachdrücklich als die Frau des Bürgermeisters vorstellte, war Quirin wenig beeindruckt. Was ihn mehr erstaunte, war die Diagnose, die sie gleich mitbrachte: «Mein Putzi leidet unter schweren Depressionen!»

«Depressionen …», wiederholte er. «Und wie haben Sie das festgestellt?»

Augenblicklich prasselte ein Wortschwall auf ihn nieder.

Quirin ignorierte die Hundebesitzerin. Schwungvoll nahm er ihr das kleine Tier aus dem Arm und hob es hoch in die Luft. «Jetzt schau ich mir Ihren Putzi erst mal von allen Seiten an, bevor ich seine Depression behandle. Vielleicht fehlt ihm ja was ganz anderes.»

Frau Bogner sah fassungslos zu, was dieser Barbar von einem Tierarzt mit ihrem zerbrechlichen Schatz anstellte.

«Körperlich fehlt ihm offenbar nichts», stellte Quirin fest, nachdem er ihn gründlich untersucht hatte.

«Das sag ich ja, es handelt sich um eine schwere Depression!»

«Yorkshire-Terrier sind äußerst lebhafte Tiere. Die brauchen viel Auslauf. Wissen S', früher hat man diese Hunde häufig zur Jagd eing'setzt.»

«Zur Jagd, diese kleinen zerbrechlichen Hunde? Das glaube ich nicht.»

«Die san erstaunlich mutig, geschmeidig und schnell – richtige Jagdhunde halt.»

«Mein Putzi ist ein Jagdhund?» Langsam schien der Gedanke Frau Bogner zu gefallen.

«Vor allem für die Jagd auf Ratten …»

Der Frau des Bürgermeisters blieb die Luft weg. «Das sagen Sie jetzt nur, um mich zu schockieren! Warum erzählen Sie mir denn solche Schauergeschichten?»

«Ich überleg halt, warum es diesem kleinen Kerl nicht gut gehen könnte. Er ist auf gar keinen Fall ein Schoßhund, und ich kann Ihnen nur raten: Gehn S' so oft wie möglich mit ihm an die frische Luft!»

Danach musste er Frau Bogner noch davon überzeugen, dass sie für die Untersuchung bezahlen müsse – auch wenn er ihr keine Pillen gegen Depressionen mitgab.

«Dazu brauche ich doch mit Putzi nicht zum Arzt!», entrüstet sie sich im Hinausgehen. «Das kann ich in jeder Tierzeitschrift nachlesen!»

«Genau», bestätigte Quirin, «aber vergessen S' dabei nicht, mit Ihrem Hund Gassi zu gehen.»

Irgendwie hatte er das Gefühl, dass er in Frau Bogner keine neue Freundin gewonnen hatte. «Noch so ein Fall von Depression, und ich brauch selber einen Arzt», sagte er zu sich selbst, bevor er die Tür wieder öffnete und rief: «Der Nächste bitte!»

Quirin untersuchte gerade einen Schäferhund, der seit zwei Tagen nicht mehr gefressen hatte, als das Telefon läutete. Es war Frau Dr. Polenz, die als Humanmedizinerin im Kierertal praktizierte und Quirin bat, so bald wie möglich bei ihr vorbeizukommen. Es gehe um eine Coli-Infektion, die möglicherweise durch rohe Kuhmilch hervorgerufen worden sei. Quirin sagte, er sei gerade mitten in der Sprechstunde, aber er werde kommen, sobald er mit seinen Patienten fertig sei.

Die Schnauze des Hundes schien besonders empfindlich zu

sein. Quirin entdeckte eine Eitertasche am oberen Eckzahn, die dem Schäferhund offenbar große Schmerzen bereitete. Der Hund zuckte zusammen, wenn der Tierarzt nur in die Nähe kam.

«Das Problem erledigen wir mit einem kleinen Schnitt!»

Er versorgte den Hund, verabschiedete sich rasch von seinem letzten Patienten, schloss die Praxis ab und schwang sich in seinen Pick-up.

Dr. Ann Marie Polenz war eine attraktive Frau Mitte dreißig. Sie erwartete Quirin ungeduldig. «Es sind bereits sieben Kinder erkrankt, eines ist im Kreiskrankenhaus gestorben!»

Quirin wollte wissen, warum sie in dieser Angelegenheit als praktische Ärztin ihn, den Tierarzt, zu sich gebeten habe. «Bisher ist noch kein Humanmediziner auf die Idee gekommen, den ortsansässigen Tierarzt zurate zu ziehen, wenn irgendwo eine Infektion aufgetreten ist.»

«Ich muss herausfinden, wo die Infektion ihren Ursprung hat», antwortete die Ärztin. «Die Ansteckung durch ein Coli-Bakterium kann bei Kleinkindern, aber auch bei Jugendlichen und Erwachsenen, deren Abwehrkräfte geschwächt sind, tödlich verlaufen. Es kommt dabei meist zu einer schweren Schädigung der Nieren und Blutzellen.»

Quirin überlegte fieberhaft. «Das Bakterium wird mit roher Kuhmilch oder ungekochtem Rindfleisch aufgenommen», sagte er.

«Genau! Ein Hof, der für die Infektion in Frage kommt, liegt in Ihrem Gebiet – oder ‹Beritt›, wie man hier immer noch sagt, auch wenn die Tierärzte inzwischen mit dem Auto von Hof zu Hof fahren.»

«Waren Sie denn schon beim Amtstierarzt?»

«Ja, aber der wiegelt nur ab. Und der Landrat hat gleich

verkündet, dass von einer Gefahr für die Öffentlichkeit nicht die Rede sein könne. Die gehen nach der Devise vor, dass nicht sein kann, was nicht sein darf. Aber hier handelt es sich um eine Gefahr für Leib und Leben, und jeder kann davon betroffen sein!», empörte sich Ann Marie Polenz.

Quirin nickte. Er war nun schon bald ein halbes Jahr im Kierertal, und inzwischen kannte er sich hier schon ein bisschen besser aus. «Welchen Hof haben Sie im Verdacht?»

«Ich habe den Bauern Hallhuber gebeten, seine Milch untersuchen zu lassen. Bei einer Infektion kam die Milch nach Auskunft des Erkrankten von seinem Hof.»

«Ich kenn den Hallhuber», sagte der Tierarzt. «Es würde mich wundern, wenn der freiwillig seine Milch kontrollieren lässt!»

«Genau das ist das Problem. Ich habe gedacht, vielleicht können Sie ihn überzeugen.»

«Ich?» Quirin musste unwillkürlich lachen.

«Oder Sie finden eine Möglichkeit, um an die Milchproben zu kommen.»

Der schmale Weg führte Quirin zwischen Viehweiden steil den Berg hinauf. Das Gras war von einem satten Grün. Die Kühe auf diesen Weiden lieferten nur allerbeste Milch. Alles andere war kaum vorstellbar. Und trotzdem: Quirin musste der Sache mit der Coli-Infektion nachgehen, auch wenn er sich dabei wieder gegen den Großbauern stellen musste.

Hallhuber erwartete ihn schon auf einer Koppel, wo er die Kühe zur Besamung zusammengetrieben hatte.

Als sie sich begrüßt hatten, sagte Quirin betont beiläufig: «Ham S' schon von den Coli-Infektionen gehört?»

«Wenn S' hier einen Haxn auf'n Boden kriegen wolln, Viechdoktor, dann legen S' sich besser nicht mit mir an!»

Quirin hatte verstanden. Es war sinnlos, mit diesem Sturkopf zu reden. Er musste sich etwas anderes einfallen lassen. Ruhig packte er seine Geräte zur Besamung aus und begann, einer Kuh nach der anderen die Spritze zu verpassen. Hallhuber führte die Tiere anschließend auf die benachbarte Weide, damit nicht aus Versehen eine Kuh zweimal besamt wurde.

«Wenn einer hier als Tierarzt anfangen will, kann er sich nicht gegen uns Bauern stellen, sonst wird's nix mit dem Geschäft», verkündete Hallhuber ungefragt nochmal.

Aber Quirin ließ sich nicht beeindrucken. «Es muss doch auch in Ihrem Interesse liegen, dass niemand durch landwirtschaftliche Produkte gefährdet wird.»

Damit aber rührte er bei Hallhuber an die empfindlichste Stelle. «Beim Rinderwahnsinnn hat's auch g'heißen, unsere Tiere könnten infiziert sein, und was war? Nix war's, nicht ein einziges Rind im Kierertal war davon angesteckt!»

«Kommt halt drauf an, womit die Tiere im Winter gefüttert worden sind. Im Futterhandel gibt's immer wieder ein paar schwarze Schafe, die den Gewinn über die Gesundheit von Mensch und Tier stellen. Damit alle hier weiter unbesorgt wirtschaften können, muss regelmäßig kontrolliert werden. Das muss jeder rechtschaffene Landwirt begreifen», beharrte Quirin auf seinem Standpunkt und erntete damit nur einen verächtlichen Blick Hallhubers.

Der Tierarzt hatte Hallhuber genau beobachtet. Er wusste jetzt, dass er den Großbauern nicht weiter in die Enge treiben durfte. Also schnitt er geschickt ein Thema an, das Hallhuber mindestens so sehr beschäftigen würde wie die Untersuchung seiner Rinder. Er fragte, ob er die Operation der Katze mit auf die Rechnung setzen könne oder ob er diesen Posten seiner Tochter getrennt in Rechnung stellen solle.

Widerwillig stimmte Hallhuber zu, die Rechnung zu übernehmen. «Früher hat man Katzen totg'schlagen, wenn's keine Mäus mehr g'fangen hab'n», brummte er missmutig. «Aber der Kathrin kann ich keinen Wunsch mehr abschlagen, seitdem sie ihr Mann hat sitzen lassen.» Hallhuber reichte dem Tierarzt das Geld für die Besamung der Kühe und die Operation der Katze. «Unsere letzte Katz is fünfundzwanzig Jahr alt worden, und wissen S' warum? Weil sie immer unsre g'sunde, rohe Kuhmilch gekriegt hat!»

Die beiden Männer gingen zu ihren Fahrzeugen.

Hallhuber musterte den Pick-up abschätzig. «Lang tut's der aber auch nimmer», meinte er, während er sich in seinen Geländewagen setzte und den Motor startete. «Soll ich warten, bis er anspringt, oder geht's auch ohne Hilfe?»

Quirin ging nicht darauf ein. Ihm kam die Anspielung von Hallhuber gerade recht. Er verstaute seine Tasche umständlich auf der Ladefläche und wartete, bis Hallhuber außer Sichtweite war.

Nachdem er sich vergewissert hatte, dass der Bauer nicht noch einmal umkehren würde, nahm er ein Gefäß von der Ladefläche, entfernte den Deckel und steckte sich Kraftfutter in die Jackentasche.

Damit ging er zurück auf die Weide, wo die Kühe ihre kräftige Zunge um die Grasbüschel schlangen, um sie mit einer energischen Kopfbewegung abzurupfen und zu zermalmen. Dabei entstand dieses genüsslich dumpfe, mahlende Geräusch, das mit der Erinnerung an Kühe für immer verbunden bleibt, wenn man es einmal vernommen hat.

Quirin wusste nur zu gut, was auch den zartesten, saftigsten Grashalm bei den Kühen mühelos ausstechen würde: das Kraftfutter in seiner Jacke. Darauf waren Kühe so scharf wie Kinder auf Gummibärchen.

Er brauchte diese Köstlichkeit nur in seiner Hand zu schütteln, und schon hörten die Kühe in seiner Nähe auf, Gras zu rupfen.

Der Tierarzt streute das Futter auf die Wiese. Sofort machten sich die Tiere darüber her. Jetzt war es kein Problem mehr, ihnen ein wenig Milch aus dem Euter abzuzapfen.

Nachdem er eine Probe genommen hatte, beschriftete er den Glasbehälter sorgfältig mit der Nummer aus der Ohrmarke der jeweiligen Kuh.

Quirin bremste scharf vor der Apotheke. Es war kurz vor 18 Uhr. Erleichtert, noch rechtzeitig vor Ladenschluss angekommen zu sein, holte er die Milchproben von der Ladefläche und trug sie vorsichtig in die Apotheke.

Als Angelika ihn in der Tür stehen sah, schlug die Kirchturmuhr sechsmal. «Wir haben geschlossen!», rief sie.

Quirin bestand darauf, dass er die Tür aufgemacht habe, bevor die Uhr den ersten Schlag getan habe. Er habe folglich noch vor Ladenschluss die Apotheke betreten und ein Recht darauf, bedient zu werden.

Angelika musste lachen und begrüßte ihren «Ex» mit einem Kuss auf die Wange. Sie nahm ihm die Milchproben aus der Hand. Irgendwie schien es ihr zu gefallen, dass er sie besuchen kam. «Und was wird damit?», fragte sie und stellte die Tasche mit den Proben auf die Ladentheke.

«Also, Schatz – wenn ich's recht bedenke, besteht hier eine Herausforderung an die wissenschaftliche Kompetenz eines erfahrenen Spezialisten.»

«Wenn du noch einmal ‹Schatz› sagst, fliegst du hier hochkant raus, Ladenschluss hin oder her! Und den Spezialisten kannst du dir um diese Zeit selbst suchen.»

«Aber das Leben von Kindern hängt von dieser Untersuchung ab!»

«Willst du damit etwa sagen …?» Angelika wurde plötzlich ernst.

«Ich will damit sagen, dass diese Milchproben von Hall-hubers Kühen sofort auf das Coli-Bakterium ‹Ehec› untersucht werden müssen, ein Kind ist bereits daran g'storben.» Als Angelika nicht gleich reagierte, setzte Quirin nach: «Du kennst doch so einen Tausendsassa …»

«Gut», sagte sie, «ich werde Theo anrufen und fragen, ob er für mich Überstunden machen kann.»

«Für mich würde er garantiert keine machen, nicht für alles Geld der Welt. Ich hab ihn mal einen Sesselfurzer geheißen, weil er mir eine Blutprobe zurückgeschickt hat mit dem Ver-merk: ‹Unsachgemäß verpackt!› Dabei hatte ich nur Stroh statt Styropor zur Polsterung verwendet.» Quirin verzog ärgerlich das Gesicht. «Ich kann den Kerl nun mal nicht ausstehen, bei aller wissenschaftlichen Kompetenz.»

Angelika gab ihm einen Kuss auf die Wange: «Wenn du eifersüchtig bist, könnte ich dich auf der Stelle noch einmal heiraten – und das will was heißen, wo wir noch gar nicht ge-schieden sind!»

Quirin wurde verlegen und wechselte rasch das Thema: «Wie wäre es, wenn wir beim Labor von diesem Theodor vor-beifahren, und dann lad ich dich zum Essen ein?»

Angelika schien der Gedanke, mit ihm den Abend zu ver-bringen, gut zu gefallen. Sie nahm die Tasche mit den Proben und forderte Quirin auf, hinter ihr abzuschließen.

«Als Ehemann bist du nie so aufmerksam gewesen», sagte An-gelika zwei Stunden später, als Quirin ihr Rotwein nach-schenkte, obwohl sie noch nicht einmal ausgetrunken hatte. «Seitdem wir beschlossen haben, uns zu trennen, waren wir viel öfter aus als davor.»

«Wenn das stimmt, könnte man allen Ehepaaren nur raten, auseinander zu gehen.»

Sie sah ihn erstaunt an. «Das hätte ich von dir nicht erwartet, du sagst doch sonst, die Ehe sei eine Entscheidung fürs Leben! Das war ein Satz, der mich bei dir ziemlich überrascht hat. Sonst weiß ich schon immer, was von dir kommt, und ich weiß auch im Voraus, was ich darauf antworten werde und was du darauf sagst und was ich dann …»

Quirin musste plötzlich lachen. «Ja, das kenne ich. Ich hab in letzter Zeit auch oft lange Diskussionen mit dir g'führt – ich ganz allein, mit verteilten Rollen!»

Angelika wollte wissen, was dabei herausgekommen sei, aber Quirins Antwort war enttäuschend: «Das endete immer wie's Hornberger Schießen.»

«Zum Glück sind wir heute zu zweit. Und dieser Abend braucht nicht zu enden wie's Hornberger Schießen …»

«Ich hab keine Ahnung, was du damit meinst.»

«Du hast mich längst verstanden», sagte sie, während sie seine Hand nahm und zärtlich an ihre Lippen führte.

Quirin ging mit Angelika in deren Wohnung, und die beiden verbrachten nach langer Zeit wieder eine Nacht zusammen. Das hatte eine ganz eigene Faszination, die sie zuvor so nicht gekannt hatten. Die ersten Berührungen, das Sichnäherkommen, der Atem, der immer schneller wurde, das wortlose Einverständnis. Wie lange war das her?

Quirin fand als Erster seine Sprache wieder: «Ich bin viel treuer gewesen, als du immer gedacht hast», flüsterte er.

Aber Angelika wollte jetzt nicht darüber reden. Sanft verschloss sie ihm mit ihrer Hand die Lippen. Sie wollte den Moment genießen, alle Gefühle in sich aufnehmen, mit der Ahnung, dass sie vielleicht nie wieder so eins miteinander sein

würden. So blieben sie noch eine Weile schweigend nebeneinander liegen, bis die erste Amsel ihr Morgenlied anstimmte.

«Du solltest gehen, bevor Anja und Sebastian aufwachen»,
flüsterte sie.

Quirin verstand nicht, warum er vor seinen Kindern da-
vonlaufen sollte.

Angelika bestand darauf: «Es hat so viel Mühe gekostet, ihnen klar zu machen, dass wir uns getrennt haben. Was heute
Nacht passiert ist, würden sie nicht begreifen. Und was ich ihnen später je wieder zu diesem Thema sagen würde, hätte
keine Kraft mehr.»

Quirin sah sie an. Er verstand sie ja, aber da war diese Nähe
und der Wunsch, sich nie mehr von dieser Frau zu trennen.
«Ich bin doch noch gar nicht richtig ausgezogen. Wir könnten
die Kinder damit überraschen, dass sich wieder alles einge-
renkt hat ... oder so ähnlich ...»

An ihren traurigen Augen sah er, dass diese Worte nicht
reichten, um die Schwere der letzten Wochen und Monate
aufzuheben.

«Jetzt würde ich mir auch wünschen, alles wäre wie früher,
aber wir sind keine siebzehn mehr und können nicht nach einer Liebesnacht so tun, als wäre nichts gewesen.» Angelika
sagte das ohne Vorwurf und Bitterkeit. Im Gegenteil, die Zärt-
lichkeit der Nacht schwang in ihrer Stimme noch immer mit,
und trotzdem war da eine Entschiedenheit, die keine Diskus-
sion zuließ.

Schweigend zog sich Quirin an. Rasch verließ er das Haus,
er wollte nicht, dass sie seine Tränen sah, die sich unaufhaltsam
ihren Weg suchten.

Geizkrägen und Sturköpfe

Quirin war gegen sieben Uhr früh nach Hause gekommen. Er hatte sich nicht mehr hingelegt, sondern war gleich in seine Praxis gegangen. Es gab so viel zu erledigen: Säumige Zahler mussten eine Mahnung bekommen; Medikamente mussten überprüft und, wo nötig, nachbestellt werden; die Kundenkartei bestand noch immer aus einer unübersichtlichen Sammlung unterschiedlichster Zettel und Zettelchen. Quirin erfand zwar jede Woche ein neues Ordnungssystem und glaubte dann immer, nun sei alles bestens organisiert, aber schon drei Tage später herrschte wieder das alte Chaos.

Er war froh, als an die Außentür seines Behandlungszimmers geklopft wurde. Draußen stand der Bauer Berlinger. Eigentlich war er gar kein Landwirt, sondern Mechaniker. Er hatte eine Bauerstochter aus dem Kierertal geheiratet, seinen Beruf bei Daimler Benz in Stuttgart-Untertürkheim aufgegeben und war schweren Herzens seiner Frau nach Hinterskreuth gefolgt.

«Damals bin i halt no verliebt g'wesa», hatte er in seinem schwäbischen Dialekt, den er nie verleugnen konnte, einmal zu Quirin gesagt.

«Und jetzt?», hatte ihn der Tierarzt gefragt.

«Wenn du zehn Jahr verheiratet bisch, isch's egal, mit wem.»

Quirin hatte ihm nicht Recht gegeben.

Jetzt stand Berlinger draußen auf der Wiese, neben ihm sein Ziegenbock Balthasar, und beide schauten zu dem Fenster auf, aus dem Quirin zu ihnen hinaus sah.

Der Tierarzt zog seinen weißen Mantel an und öffnete die Tür. «Guten Morgen, Herr Berlinger.» Der strenge Geruch des Ziegenbocks stieg ihm in die Nase.

Der Bauer wider Willen hielt sich nicht lange mit Vorreden auf. «Er scheißt nimmer», sagte er und schlug dem Bock seine

Faust zwischen die Hörner, was das Tier stoisch über sich ergehen ließ.

Quirin tastete den Bauch des Ziegenbocks ab. «Ja, die
Därme sind ganz schön verhärtet. Haben Sie's schon mit einem Klistier versucht?»

«Nutzt nix!», gab Berlinger maulfaul zurück.

«Salatöl?»

«Soll ich ihn damit eischmiere?»

«Einflößen. Sie sollen's ihm einflößen.»

«Wie viel?»

«Einen Liter mindestens.»

«Im Ernscht? Hent Sie denn a Ahnung, was des koschtet?»

«So ungefähr.»

«Also gut, wenn's hilft.»

«Zahlen Sie meine Rechnung gleich?», fragte Quirin.

«Zahlen? Jetzt bin i extra zu Ihne komme, damit Sie ned zu
mir nauffahre müsset. Für so an Ratschlag, der mi au no an
Haufe Geld koschtet, werdet Sie doch nix verlange?»

Quirin winkte ab, sagte nur noch: «Pfüet Gott, Herr Berlinger», und ging in seine Praxis zurück.

Der Schwabe zog zufrieden ab.

Quirin sah ihm nach und sagte leise zu sich selber: «Der Tag
fängt ja gut an.»

Und so ging's dann auch weiter. Frau Bogner nervte ihn mit
den Depressionen ihres Hündchens. Eine junge Frau wollte,
dass er ihrem Wellensittich mal schnell das Sprechen bei-
bringe. Die Ohrenschmerzen des Bergwachthundes waren
wiedergekommen. Und schließlich erschien der Besitzer eines
Cafés mit einem Papagei, der Quirin ständig anschrie: «Halt's
Maul!» Der bunte Vogel hatte die Mauser.

Am Nachmittag war Quirin dann auf den Vogelhof gefahren
und hatte einem Kalb geholfen, auf die Welt zu kommen. Im

hintersten Kierertal musste er die Zitzenentzündung einer säugenden Muttersau behandeln, und zu allem Überfluss rief ihn noch der Schäfer, der mit seiner Herde ganz oben am Hochkogel stand, weil die Räude ausgebrochen war.

Es war schon nach zehn Uhr abends, als er endlich zur Ruhe kam. Gerlinde war im Frauenkreis der Kirchengemeinde, und da konnte es spät werden, weil die Damen danach im Weißen Ross zum gemütlichen Teil übergingen, wie sie das nannten. Quirin legte eine seiner Lieblingsplatten auf und setzte sich in seinen gemütlichsten Sessel. Deutlich waren die Kratzer auf der Schallplatte zu hören. Sie passten aber irgendwie zu seinen Empfindungen und zu dem schweren Blues, der aus den Boxen tönte. Der Hund hatte den Kopf auf Quirins Schoß gelegt, und der Hausherr streichelte das Tier gedankenverloren …

Das Schrillen des Telefons holte ihn aus seinen Träumen, in denen Angelika eine große Rolle spielte, zurück. Und sie war dann tatsächlich auch am anderen Ende der Leitung. Allerdings klang ihr Stimme sehr sachlich: «Na endlich! Wenn ich eine Kuh oder ein Pferd mit einer Kolik wär, hätte ich mir längst die Kugel gegeben.»

«Tut mir Leid, ich hab Musik gehört und bin dabei eingeschlafen – oder so ähnlich.» Ihm war klar, dass dieses, «oder so ähnlich» ziemlich blöd klingen musste, aber er war außer Stande, Angelika zu erklären, dass er gerade an sie gedacht hatte.

«Das Labor hat angerufen. Zwei der Proben, die du mir gebracht hast, sind positiv … Sie enthalten diese Coli-Bakterien in einer Konzentration, dass von dem Genuss der rohen Milch dringend abgeraten werden muss!»

Quirin war auf der Stelle hellwach. Er musste sofort Frau Dr. Polenz verständigen und dafür sorgen, dass die Milch der infizierten Kühe auf keinen Fall mehr in den Handel kommen konnte.

«Bist du noch dran?», erkundigte sich Angelika besorgt. Ihre Stimme hatte plötzlich wieder diesen weichen Klang, den er in der letzten Nacht gehört hatte.

Quirin erklärte ihr, er habe nur schon überlegt, was jetzt zu tun sei. Er bedankte sich für ihre Hilfe und gleich auch noch für den Abend und die gemeinsame Nacht, obwohl er das eigentlich nicht am Telefon tun wollte. Schon gar nicht im Zusammenhang mit dieser verflixten Coli-Infektion. Bevor Angelika etwas erwidern konnte, legte er auf.

Am anderen Morgen fuhr er schon kurz nach Sonnenaufgang zum Hallhuber Hof hinauf. Der Hahn stand auf dem Misthaufen und krähte mit gerecktem Hals, als der Tierarzt aus seinem roten Pick-up stieg. Ein leichter Nebelschleier lag über den Bergwiesen. Aus dem sanften Grau erhob sich herrisch und kantig in Blau und Grau das Massiv des Watzmanns. Kein Hof lag schöner als der des Joseph Hallhuber.

Der trat jetzt aus seinem Haus. Er hatte den Tierarzt nicht bestellt, und das machte er Quirin auch klar, noch ehe der «Guten Morgen» sagen konnte.

Als er den Grund für Quirins Kommen vernahm, wechselte Hallhubers Gesichtsfarbe von einem gesunden Rosa in ein zorniges, ins Lila gehende Rot. «Sag das noch amal, du Viechdoktor, du elender!», brüllte er. «Meine Küh san g'sund, so g'sund wie ich selber!»

«Dann geht's Ihnen aber auch nicht gut!», schrie Quirin wütend zurück.

Kathrin kam, vom Lärm aufgeschreckt, aus dem Haus gelaufen, hinter ihr erschien Miriam, ihre Tochter.

Sofort ging Hallhuber auf sie los: «Das hast' jetzt von deinem Doktor! Der Sauhund schleicht sich heimlich auf unsere Wiesn, um uns zu verleumden!» Dann drehte er sich wie ein gereizter Stier wieder zu Quirin: «Das hab ich gleich g'sehn, dass Sie a falscher Hund san! Ein ganz falscher … Ein Judas san Sie … Ein Judas Ischariot!»

Jetzt musste er erst mal wieder Luft holen, für Quirin die Gelegenheit, zu Wort zu kommen. «Herr Hallhuber, san S' vernünftig, ich bin für die Bakterien in Ihrer Milch ned verantwortlich. Sie müssen doch auch ein Interesse daran haben, dass von Ihren Erzeugnissen keine Gefahr ausgeht!»

Hallhuber sah für einen Moment aus, als würde er sich auf Quirin stürzen wollen, um ihn am Weiterreden zu hindern. Dann machte er plötzlich auf dem Absatz kehrt und rannte ins Haus.

Quirin erklärte Kathrin, dass sie die Milch ihrer Kühe vor dem Genuss unbedingt abkochen müsse, am besten aber wäre es, wenn sie in nächster Zeit die Milch im Supermarkt holen würde, bis die Infektion bei den Tieren abgeklungen sei.

Kathrin bedankte sich für den Hinweis.

Da kam Hallhuber mit einem Gewehr in der Hand zurück. Es war eine doppelläufige Flinte. «Verlassen Sie sofort meinen Hof», schrie er, «oder es passiert was! Solche wie Sie wollen unsere heimische Landwirtschaft vernichten! Aber da müssen S' früher aufstehn!» Wild fuchtelte er mit dem Gewehr herum.

Miriam fing an zu weinen und Kathrin versuchte vergeblich, ihren Vater zu beruhigen. «Vater, jetzt sei so gut, der Herr Dr. Engel tut doch auch bloß seine Pflicht!»

Quirin sah die Ausweglosigkeit der Situation ein. «Der Amtstierarzt und das Gesundheitsamt werden ohnehin demnächst hier aufkreuzen. Ich wollt Ihnen eigentlich nur vorher Bescheid geben, damit Ihnen, Ihrer Tochter und Ihrer Enkelin nichts passiert.»

Er setzte sich in sein Auto und fuhr davon. Zurück blieb ein wild fluchender Großbauer.

«Der muss weg hier aus dem Tal», brüllte Hallhuber, «je schneller, desto besser! Und dafür werd ich sorgen, so wahr ich der Joseph Hallhuber bin!» Mit diesen Worten stapfte er wütend zurück ins Haus.

Kathrin tröstete ihre Tochter, die den Opa noch nie so erlebt hatte und vor Angst am ganzen Leib zitterte. Das Mädchen konnte vor Aufregung nicht sprechen, als die Mutter sie fragte, ob sie heute schon Milch getrunken hätte. Miriam schüttelte den Kopf, und Kathrin fasste ihr unwillkürlich an die Stirn, um zu prüfen, ob sie vielleicht Fieber hätte. Aber das war nach der Aufregung nicht so ohne Weiteres festzustellen. Sie schob Miriam vor sich her ins Haus.

Quirin fuhr zu Marlies Goll.

Die kam ihm auch gleich freudestrahlend entgegen. «Grüß Gott, Herr … Ich wollte sagen, grüß dich, Quirin! Das Fieber bei Osman ist schon deutlich zurückgegangen.»

Quirin meinte, das sei die erste wirklich gute Nachricht an diesem Morgen. «Wenn so ein Bruch ruhig gestellt ist, geht die Entzündung zurück und damit auch das Fieber.»

Marlies führte Quirin ins Haus, wo die Großkatze solange wohnen durfte, bis sie wieder gesund war. Das Raubtier hob den Kopf, als sie ins Zimmer kamen, und begrüßte den Tierarzt, als wüsste es, dass er sein Retter war. Quirin erwiderte die freundliche Geste, indem er den Puma hinter dem Ohr kraulte und dann vorsichtig die Pfote untersuchte.

«Du bist ein ganz kluges Tier! Jeder Hund hätte den Verband schon längst abgebissen.»

Marlies war stolz über dieses Lob, als hätte Quirin das zu ihr gesagt. «Kann ich Ihnen … Kann ich dir was zu trinken anbieten?» Das Duzen fiel ihr immer noch schwer.

«Wenn's kein grüner Tee ist», erwiderte Quirin mit einem spitzbübischen Lächeln. «Mit allem anderen kannst' nicht viel falsch machen, auch wenn ich tiefroten Getränken den Vorzug gebe.»

«Da hätt ich was», grinste Marlies. «Rote-Beete-Saft aus eigener Herstellung, wie wär's damit?»

Quirin verzog das Gesicht, als hätte sie ihm Medizin angeboten oder noch Schlimmeres. «Gut, zugegeben, ich dachte eher an einen Schluck Rotwein, auch wenn es kein Laffitte ist.»

Ob er sonst keine Leidenschaften habe, wollte Marlies im Hinausgehen wissen, ohne Quirin die Gelegenheit zu geben, gleich zu antworten. Sie kam mit einer Flasche Rotwein und zwei Gläsern zurück.

Quirin antwortete auf die Frage, als wäre Marlies gar nicht weg gewesen: «Ich bin außerdem noch leidenschaftlich Tierarzt, Blues-Liebhaber und Bogenschütze.»

«Das ist alles?», wollte sie wissen und sah ihn dabei forschend an.

Wieder wich er ihr wie neulich im Auto aus und erkundigte sich stattdessen, ob sie schon von der Coli-Infektion gehört habe. Sie beziehe doch sicher auch Rohmilch von einem der umliegenden Höfe.

Marlies nickte und musste Quirin versprechen, die Milch gründlich abzukochen, bevor sie welche für sich oder die Tiere verwendete.

Der Bauernaufstand

Hinter dem Haus hatte Quirin einen breiten Streifen ins Gras gemäht, an dessen Ende eine Zielscheibe zu erkennen war. Langsam spannte er seinen Körper im gleichen Maße, wie er den Pfeil über den Bogen zog, atmete ruhig ein und ließ beim Ausatmen den Pfeil von der Sehne schwirren, der sich kurz darauf ins Stroh der runden Scheibe bohrte. Quirin war nicht ganz zufrieden mit diesem Schuss und legte einen weiteren Pfeil auf die Sehne.

Seine Schwiegermutter kam vom Haus her auf ihn zu. «Wie wär's, wenn du langsam in die Praxis kommen würdest? Die ersten Patienten warten schon.»

Gemeinsam gingen sie zu dem lang gezogenen schmalen Bau.

«Das ganze Dorf ist in Aufregung», sagte Gerlinde im Gehen. «Der Hallhuber Joseph behauptet, du hättest dir heimlich Milchproben beschafft und sie wahrscheinlich manipuliert. Du würdest dich gegen die heimische Landwirtschaft stellen. Das ist nicht ungefährlich für einen Tierarzt, der gerade so ein bisserl angefangen hat, hier Fuß zu fassen!»

Quirin blieb stehen. «Eine amtliche Probe wird die Wahrheit scho ans Licht bringen. Wenn i nix unternommen hätt, dann tät der Sturkopf sogar sei Familie die infizierte Milch weiter trinken lassn!»

Gerlinde sah ihn besorgt an, bevor sie weiterging. «Mit denen nimmst du's nicht auf. Ich kenn die Bauern hier, schließlich bin ich mit ihnen aufg'wachsen.»

Aus der offenen Türe humpelte ihnen Dr. Knoll entgegen.

«Jetzt schau dir diesen Kerl an!», freute sich Quirin. «Vor ein paar Tagen überfahren und schon wieder auf den Beinen. Das macht ihm so schnell keiner nach.»

«Besser, man passt auf, dass man erst gar nicht überfahren wird», meinte Gerlinde. Vor dem Haus blieben sie noch einmal stehen. «Was geschieht jetzt mit Dr. Knoll?»

«Wir werden ihn wohl behalten müssen», sagte Quirin mit gespielter Hilflosigkeit. «Es hat sich niemand gemeldet, obwohl wir sogar über die Zeitung nach dem Besitzer gefahndet haben. Na ja, ich hätt mir eh früher oder später einen Hund hergetan.»

An diesem Tag hatte Quirin nicht viele Patienten, und als ihn der Anruf vom Rathaus erreichte, der Bürgermeister würde ihn gerne sprechen, konnte er sich schon bald auf den Weg machen.

Vor dem Rathaus in Hinterskreuth stellte Quirin seinen Wagen ab. Dr. Ann Marie Polenz kam gerade aus dem Gebäude.

Überrascht schaute sie ihn an. «Hat Sie der Bürgermeister auch zu sich bestellt?» Von «bestellt» könne keine Rede sein, meinte Quirin. Höflich gebeten habe ihn Bogner, ob er nicht mal vorbeikommen könne.

Ann Marie Polenz nickte unwillkürlich. «Ich hab sowieso schon seit längerem den Eindruck, dass der Bürgermeister zu Frauen ein gestörtes Verhältnis hat, zumal dann, wenn die seine Arbeit in Frage stellen. Ich musste ihm in aller Deutlichkeit den Ernst der Lage schildern. Es ist schließlich seine Aufgabe, die Kreisbehörde über die Coli-Infektionen zu verständigen.»

Quirin stimmte ihr zu, gab aber zu bedenken, dass ein Bürgermeister oft zwischen harten Fronten vermitteln müsse, und grade in Hinterskreuth könne es schon sein, dass er da arg in die Klemme käme.

Ann Marie strich eine Locke aus der Stirn. «Das ist mir alles zu kompliziert. Schließlich geht es hier um Fakten.»

Sie ging rasch davon. Quirin sah ihr einen Moment nach. Was für eine wunderbare Figur diese Frau doch hatte. Plötzlich drehte sie sich nochmal um. Quirin fühlte sich ertappt und errötete.

Bogner begrüßte Quirin betont freundlich. Er war weder von der Statur noch vom Charakter her ein Kämpfer, am liebsten hatte er es, wenn die Dinge ihren Lauf nahmen, ohne dass er groß einschreiten musste. Auf diese Weise hielt er sich nun schon seit sechzehn Jahren im Amt. Joseph Hallhuber pflegte zu sagen, der Bogner sei schon in Ordnung, im Übrigen «ist mir egal, wer unter mir Bürgermeister ist.»

Um dem Thema Coli-Infektion ein wenig an Gewicht zu nehmen, lenkte Bogner das Gespräch zunächst auf Quirins Tierarztpraxis. Seine Frau hatte ihm voller Entrüstung berichtet, wie sie und ihr Hund Putzi behandelt worden seien.

«Ich weiß aus eigener Erfahrung: Wenn es um Putzi geht, kann es ihr niemand Recht machen. Aber ich würde es begrüßen, wenn Sie dieser Tatsache Rechnung tragen könnten. Es genügt ja, wenn Sie meine Frau und Putzi ein wenig mit Samthandschuhen anfassen.» Jetzt schaute er Quirin mit verschwörerischem Blick an und flüsterte, als würde seine Frau hinter der Tür lauern: «Wissen S', sie ist es einfach nicht gewohnt, dass ihr jemand widerspricht – schon gar nicht, wenn es sich dabei um eine männliche Person handelt.»

Quirin sah den Bürgermeister amüsiert an.

Der fuhr fort: «Vielleicht sollte ich Ihnen mal erzählen, wie es bei uns angefangen hat. Dieser verhängnisvolle Tag begann in Berlin mit einer beschaulichen Dampferfahrt auf der Spree. Abseits des tosenden Lebens hatten wir die Gelegenheit, die Großstadt in Ruhe kennen zu lernen.» Bürgermeister Bogner, der in seiner Freizeit Gedichte schrieb und derzeit an einem großen Volkstheaterstück arbeitete, liebte es, sich gewählt auszudrücken. «Den Nachmittag verbrachte die Reisegruppe in einem prächtigen Biergarten. Als Höhepunkt des Tages stand ein Besuch in ‹Klärchens Ballhaus› auf dem Programm, wo beim ‹Ball Verkehrt› die Damen sich ihre Tänzer aussuchen konnten. Ich hatte schon am Nachmittag ordentlich der ‹Berliner Weißen mit Schuss› zugesprochen – ein seltsames Getränk übrigens. Man denkt, man trinkt Limonade, und nachher merkt man doch, dass da heimlich Alkohol drin war. Jedenfalls: Am Abend war ich längst nicht mehr so ganz Herr meiner Sinne. Und was soll ich Ihnen sagen – als ich am nächsten Morgen aufwache, liegt doch tatsächlich eine fremde Frau neben mir im Bett!»

«Nein!», entfuhr es Quirin. Er hatte große Mühe, sich vorzustellen, dass es sich dabei offenbar um die heutige Frau Bürgermeister gehandelt hatte.

Bogner ließ sich in seiner Erzählung nicht aufhalten. «Ganz Gentleman, bot ich ihr an, sie zu heiraten, obwohl ich mich an nichts mehr erinnern konnte – oder gerade deshalb.»

«Vielleicht ham S' ja auch ned damit gerechnet, dass sie gleich ja sagt», warf Quirin ein.

«Genau! Aber sie hat keine Sekunde gezögert. Die Lage war aussichtslos, es gab für mich kein Zurück mehr.»

«Und das erzählen S' mir so ganz freiwillig?»

«Ja no», knödelte der Bürgermeister, «sie unterliegen ja wohl der ärztlichen Schweigepflicht …»

Quirin musste lachen. «Aber eigentlich nur bei Tieren! Trotzdem: Bei mir ist Ihre Geschichte gut aufgehoben. Gekommen bin ich allerdings wegen was ganz anderem.»

«Ja, ja, ich weiß schon, diese leidige Coli-Bakterien-Geschichte!» Bogner räusperte sich, ruckte in den Schultern, setzte sich in seinem imponierenden Bürgermeisterstuhl zurecht und holte tief Luft. «Ich selbst bilde mir auf mein Amt nichts ein, aber die Umstände erfordern von mir eine Stellungnahme, obwohl ich eigentlich der Meinung bin, dass dieser ganzen Angelegenheit viel zu viel Bedeutung beigemessen wird.»

Quirin unterbrach den Bürgermeister. «Die Infektion mit Coli-Bakterien ist eine ernste Sache! Immerhin ist in diesem Landkreis bereits ein Kind an der Infektion gestorben! Es kann auch nicht ausgeschlossen werden, dass es zu weiteren Todesfällen kommt, wenn amtlicherseits nichts unternommen wird.»

Bogner versuchte zu beschwichtigen. Man müsse unter allen Umständen vermeiden, dass unter der Bevölkerung Panik ausbreche. Dabei könne weit mehr passieren als durch diese Bakterien. Das Vertrauen untereinander und zu den Behörden sei doch Voraussetzung für ein friedliches Miteinander.

«Sagen wir lieber ‹Nebeneinander›. Und ob es so friedlich ist, zeigt sich immer erst dann, wenn es hart auf hart geht.» Quirin ließ sich nicht beschwichtigen – auch nicht mit dem Hinweis des Bürgermeisters, schließlich gäbe es jedes Jahr auch Verkehrstote, und kein Mensch käme auf die Idee, deshalb den Autoverkehr zu verbieten.

«Sie würden eine Brücke sofort sperren, von der Sie genau wissen, dass sie einstürzt, sobald ein Auto darüber fährt», sagte Quirin ärgerlich, «und genau damit ist dieser Fall zu vergleichen! Sie müssen handeln, Herr Bürgermeister, auch wenn das den Interessen einiger Ihrer mächtigen Freunde zuwiderläuft!»

Damit ließ Quirin den verdatterten Dorfregenten zurück. Der beschloss, dass ihm unter diesen Umständigen weitere Schreibtischarbeit nicht zuzumuten war. Er nahm seinen Janker vom Haken, zog ihn an und verließ sein Büro.

Am Stammtisch im Dorfgasthof zum Weißen Ross wurde lautstark debattiert. Joseph Hallhuber hatte sich mit den Bauern Vogel, Hollerbach und Marquardt verabredet. Nachdem trotz strenger Geheimhaltung durchgesickert war, worum es ging, waren noch weitere Einheimische hinzugekommen, schließlich stand das Ansehen der ganzen Gemeinde auf dem Spiel.

Als der Bürgermeister erschien, wurde es für einen Moment still.

«Haben S' den Viechdoktor und die Frau Dr. Polenz ordentlich ins Gebet g'nommen?», wollte Hallhuber sofort wissen.

«Ja, da könnt ihr Gift drauf nehmen.» Bogner pumpte sich förmlich auf. «Mit denen hab ich Klartext geredet!»

«Je früher der Viechdoktor hier wieder verschwindet, umso besser», verkündete Hollerbach mit finsterer Miene. «Hab ich euch schon die G'schicht erzählt, wie mir dieser Köter vors Auto g'rennt is? Das Hundsvieh lebt jetzt bei diesem Dr. Quirin Engel, und mir hat der Haderlump gedroht, mich anzuzeigen, wenn ich die Operation nicht zahl!»

Im aufbrandenden Stimmengewirr übertrafen sich die Bauern gegenseitig in Beschimpfungen und Verwünschungen gegen den neuen Tierarzt, und die junge Ärztin nahmen Sie gleich mit dazu.

Bogner versuchte die aufgebrachten Bauern zu beschwichtigen. Es dauerte eine ganze Weile, bis er sich mit seiner dünnen Stimme Gehör verschaffen konnte. «Ihr wisst, dass ich grundsätzlich aufseiten der Kierertaler Bevölkerung stehe. Aber wir haben auch einen Ruf zu verlieren. Schließlich gelten die Produkte aus diesem Landstrich als ausgesprochen hochwertig und gesund …»

«Die Natur wird mit noch ganz anderen Sachen fertig», fuhr

Hallhuber dazwischen. «Meine Küh san g'sund, und wenn's sich amal was eing'fangen habn, geht das auch wieder vorbei!»

«Es geht doch nur um eine Laboruntersuchung», ergriff Bogner noch einmal das Wort. «Wenn alles in Ordnung ist, sorg ich persönlich dafür, dass sich die Unruhestifter bei Ihnen entschuldigen!»

«Nix da», fuhr Hallhuber dem Bürgermeister übers Maul. «Wir lassen uns doch von dem nix aufzwingen, wo sammer denn? Und wenn du ned gegen den ankommst, Bürgermoaster, mir schaffen des scho!» Dabei sah er zu Marquardt hinüber, der ihm verschwörerisch zunickte.

Der bedächtige Bauer Alois Vogel erhob seine Stimme. «Manchmal hat's ja auch sein Gutes, wenn man schnell einen tüchtigen Tierarzt erreichen kann. Bis jetzt ist dem Doktor noch kein Fehler unterlaufen. Denkt bloß amal dran, wie er dem Kienzle seine Schweine im letzten Moment wieder hinbekommen hat.»

Hallhuber passte dieser Umschwung überhaupt nicht: «Die hab'n ja auch nicht den Rotlauf g'habt, sondern an bessern Schnupfen. Die Viecher wärn auch so wieder g'sund worden!»

Bogner stand auf. Das war immer sein letztes Mittel, Beachtung zu finden. Aber auch im Stehen überragte er die Bauern nur knapp. «Hallhuber, um eine Untersuchung wirst' nicht herumkommen, das lässt sich nimmer aufhalten!»

Damit zahlte er seine Zeche, obwohl Hallhuber rief: «Der Bürgermeister geht auf mich», und ging rasch hinaus.

Die Falle

Draußen wurde es an diesem Tag langsam dunkel. Quirin und Jaco bauten gerade in der Küche einen Hängeschrank ein, als das Telefon läutete.

«Immer wenn ich's am wenigsten brauchen kann, rufen s' mich an!» Quirin notierte die Anschrift des Kambacher-Hofs und erkundigte sich nach dem Weg. Noch war er längst nicht so weit, die oft versteckten Zufahrten zu den Höfen im Kopf zu haben. Schon gar nicht bei Nacht.

Der Anrufer bat ihn, gleich zu kommen, sein Zuchtbulle sei krank, es könne sich um eine Kolik handeln.

In solchen Fällen zögerte Quirin keine Sekunde. Er wusste nur zu genau, was so ein Tier für einen Bauern wert war. Also fragte er noch rasch nach dem Gewicht des Tieres und ob jemand da sei, der mit anfassen könne. Dann rief er Jaco zu: «Los, du musst mitkommen! Ich brauch dich!»

Wenig später raste Quirin mit seinem roten Oldtimer über die schmalen Bergstraßen, dass sich Jaco mit beiden Händen festhalten musste.

«Wenn du immer so fährst, fliegt dieses wunderbare Auto bald auseinander. Diese Amikisten sind eher für eine gemächliche Gangart gebaut.»

Quirin dachte gar nicht daran, langsamer zu fahren. «Wenn's wirklich eine Kolik ist, zählt jede Minute. Und wenn's Auto kaputt geht, bring ich's zu dir. Du hast ja selber g'sagt, dass kein anderer dran rumschrauben darf.»

Jaco musste grinsen. «Es war aber nicht die Rede davon, dass ich Chefmechaniker in deinem Rennstall bin.»

Sie bogen in einen schmalen Waldweg ein, der so dicht von Bäumen gesäumt war, dass man den Eindruck hatte, in einen Tunnel hineinzufahren.

«So einen Zuchtbullen leisten sich nur noch wenige. Wenn er was taugt, ist er ein Vermögen wert, und ich …» Weiter kam Quirin nicht. Er musste scharf abbremsen, um einen Zusammenstoß mit einem dicken Baumstamm zu verhindern, der vor ihnen quer auf der Straße lag.

Mit einem Mal war es ganz still. Quirin hatte den Motor abgewürgt, der Schreck ließ ihn und Jaco für einen Moment verharren.

Sie stiegen aus, um nachzusehen, ob es eine Möglichkeit gab, den Stamm zur Seite zu schieben oder zu umfahren. Ein leises Knacken ließ Quirin aufhorchen. Sein Blick ging nach oben. Eine dunkle Masse kam auf sie zu, eine riesige Baumkrone senkte sich zunächst wie in Zeitlupe, aber dann mit rasch zunehmendem Tempo auf sie herab.

«Weg hier!», brüllte Quirin. Er hechtete instinktiv in den Straßengraben. Die Äste schlugen ihm ins Gesicht, das Gewicht des Baumes drückte ihn zu Boden. «Jaco!», rief er, aber als Antwort vernahm er nur ein leises Stöhnen.

Mühsam befreite sich Quirin von der grünen Last. Und dann sah er seinen Freund.

Er lag auf der Fahrbahn, sein rechtes Bein war von dem niederstürzenden Baumstamm erwischt worden. Mit schmerzverzerrtem Gesicht versuchte Jaco sich zu befreien, aber alle Versuche blieben vergeblich.

Quirin richtete sich mühsam auf. Die Äste hatten in seinem Gesicht eine Platzwunde und ein paar Striemen hinterlassen, aber sonst war ihm nichts passiert.

Jaco schrie: «Du musst denen nach!»

Quirin wühlte sich keuchend durch die Äste. «Die Hundlinge kauf ich mir schon noch. Zuerst müssen wir mal dich hier rauskriegen, bevor der Haxn blau wird.»

Quirin traten die Adern aus der Stirn, als er versuchte, den

Stamm wenigstens ein kleines Stück anzuheben, aber der rührte sich nicht.

«Ein Kran wär jetzt nicht schlecht», witzelte Jaco trotz seiner Schmerzen und brachte Quirin damit auf eine Idee.

Er rannte zum Auto und holte eine große Eisenstange von der Ladefläche. Dann schob er sie unter den Ast, hob sie ein Stück weit an, setzte die Schulter darunter und stemmte sich mit aller Kraft gegen das Eisen. Sein Keuchen kam in kurzen Stößen, Quirin war bereit, die Welt aus den Angeln zu heben, um den Freund zu retten. Schließlich gelang es ihm mit übermenschlicher Anstrengung, für einen kurzen Moment den Ast ein kleines Stück aus seiner Lage zu hebeln. Jaco konnte das Bein darunter hervorziehen. Er krümmte sich nach wie vor unter dem Schmerz.

Quirin schnitt mit seinem Taschenmesser vorsichtig das Hosenbein auf. «Der Oberschenkel könnt' gebrochen sein», mutmaßte er, «aber das wissen wir erst, wenn das Bein geröntgt ist.»

Zum Glück war es kein offener Bruch, aber Jaco musste so schnell wie möglich ins Krankenhaus.

Zunächst begann Quirin das Bein notdürftig zu schienen. Zwei Latten vom Pick-up und eine Rolle Klebeband sorgten für den nötigen Halt. Quirin fuhr mit der Beifahrerseite des Wagens nahe an den verletzten Freund heran. Jetzt musste Jaco nur noch in den Pickup gehievt werden, was mit einiger Mühe schließlich gelang.

«Was machst' jetzt mit deinem Zuchtbullen?», wollte Jaco wissen, sobald er eine halbwegs erträgliche Position im Führerhaus des Pickups eingenommen hatte.

«Den hätt ich fast vergessen!», fiel es Quirin siedendheiß ein. «Ich muss den Kambacher verständigen, dass er den Kollegen aus Wolfenbach ruft. Und wenn's keine andere Zufahrt gibt, muss erst die Feuerwehr her und den Baum wegräumen.» Er bekam sofort Verbindung. «Tut mir wahnsinnig leid, Herr Kambacher», sagte er in sein Handy, «aber ich hab einen Unfall gehabt … Wie bitte? Ja, der Tierarzt Engel … Sie ham mich doch angerufen wegen Ihrem Bullen … Ach, Sie haben nicht angerufen … und Sie ham auch gar keinen Bullen? Ja, dann entschuldigen Sie bitte die Störung.» Quirin schaltete das Telefon aus.

«So siehts also aus», sagte Jaco. «Da will dich einer fertig machen.»

«Nie im Leben hätt ich geglaubt, dass die so weit gehen. Menschenskind, wir hätten beide draufgehen können!», schrie Quirin plötzlich außer sich vor Zorn.

Auf dem Weg zum Krankenhaus beruhigte sich der Tierarzt so weit, dass er wieder einen klaren Gedanken fassen konnte. «Es gibt nicht viele, die für so eine Sauerei in Frage kommen», sagte er düster. «Und die krieg ich, verlass dich drauf!» Vorsichtig fuhr er um jedes Schlagloch herum.

Im Krankenhaus stellte sich heraus, dass der Knochen zum Glück nur angebrochen war.

Quirin schaute dem Arzt beim Eingipsen zu. «Das hätt ich eigentlich auch bei mir in der Tierarztpraxis machen können», witzelte er im Hinausgehen, um Jaco aufzumuntern.

Aber der Arzt gab ihm Recht. «Tierärzte können bei Menschen manchmal einspringen. Umgekehrt wäre das viel schwieriger. Und dazu kommt, dass man mit den Tieren ja auch umgehen können muss.» Es klang fast so etwas wie Bewunderung aus den Worten des Mediziners. Er reichte Jaco zwei Gehhilfen und forderte ihn auf, vorsichtig zu sein. «Keine ungestümen Bewegungen. Sie müssen sich schonen.»

Jaco war gut trainiert. Als er zwei junge Krankenschwestern kommen sah, tanzte er mit weit ausholenden Bewegungen über den Flur, um zu demonstrieren, dass er mit den Krücken kaum weniger beweglich war als ohne. Aber plötzlich hielt er mitten in einer Drehung inne und sah nachdenklich auf sein Gipsbein. Das eben noch lausbübische Lachen war einem Schmerz gewichen, der nicht von seinem Bein herrührte. «Und was wird jetzt mit dem Motorradrennen in zwei Wochen am Salzburgring?»

«Gestrichen», sagte Quirin.

«Du hast gut reden. Ich brauch das Startgeld und die Prämie!»

Der Arzt mischte sich nochmal ein: «Das Bein muss sechs Wochen ruhig gestellt bleiben!»

In letzter Minute

Quirin war entschlossen, den Übeltäter zu finden, der ihn in die Falle gelockt hatte. Da er in letzter Zeit mit Joseph Hallhuber die größten Auseinandersetzungen gehabt hatte, vermutete er, dass der Großbauer hinter dem feigen Anschlag stecken könnte. Andererseits: Der Hallhuber Bauer suchte den offenen Schlagabtausch. Der versteckte sich vor niemandem. So ein hinterhältiger, feiger Anschlag passte nicht zu ihm.

Darin war Quirin dem Großbauern ähnlich: Er ging keiner Auseinandersetzung aus dem Weg.

Hallhuber stand mit dem Bauern Marquardt auf seinem Hof, als Quirin sein Auto abstellte. Der Hausherr konnte zuerst nicht glauben, dass sich dieser Dr. Engel noch einmal auf seinen Hof wagte. Mitten im Satz hielt er inne, starrte den Tierarzt an und ließ gleich darauf seinen Hund von der Leine. «Harro, fass!»

Der große Schäferhund stürzte sich wütend dem Tierarzt

entgegen. Aber Quirin blieb ruhig, machte sogar noch einen Schritt auf den Hund zu und redete beruhigend auf ihn ein. Harro blieb knurrend stehen.

«Und ruhig!», sagte Quirin nochmal. Dann bückte er sich blitzschnell, packte den Hund am Genick und drückte ihn ins Gras. Marquardt und Hallhuber schauten ungläubig zu, wie der Kettenhund in Demutsstellung ging. Quirin konnte jetzt unbehelligt zu den staunenden Bauern gehen, die er mit seinem «Dressurakt» ziemlich beeindruckt hatte.

«Den Sauhund erschieß ich heute noch!», entfuhr es Hallhuber.

Quirin fragte: «Wen meinen Sie damit? Den Harro oder mich?»

«Und Sie verklag ich auf Schadenersatz!», schrie der Hausherr den Tierarzt an. «Wegen Ihnen hat man mir die Milchablieferung verboten!»

Quirin sah dem Bauern direkt in die Augen. «Wenn hier jemand klagt, dann bin ich das – und zwar gegen Sie, wegen dem Mordversuch in der letzten Nacht!»

Hallhuber blickte ihn verständnislos an. Marquardt sah betreten zu Boden.

«Mein Freund Jaco Steinhardt und ich, wir könnten beide tot sein. Ich glaub, Ihnen ist noch nicht klar, auf was Sie sich da eing'lassen haben.»

«Was weiß denn ich, von was Sie da reden! Wenn ich Ihnen an den Kragen g'wollt hätt, stünden S' jetzt nicht da, so viel ist sicher!»

Hallhuber schaute zu Marquardt hinüber, der vor sich hin maulte: «Was sollen wir uns denn von dem noch alles gefallen lassen?»

«Scheren Sie sich vom Hof, bevor ich mich vergess», schrie der Großbauer.

Plötzlich war Quirin unsicher. Hallhuber war dafür bekannt, dass er gradeheraus war. Sein Verhalten konnte eigentlich keine Schauspielerei sein.

«Na gut», sagte Quirin schließlich, «dann war es halt ein anderer ...»

Nachdenklich ging er zu seinem Pick-up zurück. Harro folgte ihm schwanzwedelnd. «Den können S' gleich mitnehmen!», rief ihm Hallhuber nach.

Der Tierarzt tätschelte dem Hund den Hals und sagte: «Geh zurück zu deinem Herrchen!»

Harro machte gehorsam kehrt.

«Behalten Sie ihn», rief Quirin zu Hallhuber hinüber, «vielleicht brauchen Sie ihn ja noch. Im Übrigen sollt' er nicht Tag und Nacht an der Kette liegen. Das macht ihn nur bösartig – ein Wachhund braucht andere Qualitäten.»

«Halt dein ungewaschenes Maul», schrie Hallhuber, wurde aber von seiner Tochter Kathrin gestoppt, die aus dem Haus gestürzt kam.

«Vater! Vater! Hör auf!» Dann rief sie Quirin zu: «Herr Doktor Engel, könnten Sie nicht schnell nach der Miriam schauen ... Sie hat so hohes Fieber, dass sie schon fantasiert.» Die Verzweiflung war Kathrin ins Gesicht geschrieben.

Quirin antwortete ruhig: «Wenn das Kind krank ist, brauchen Sie einen richtigen Arzt. Rufen Sie Frau Dr. Polenz an.» Aber als er sah, wie es um Kathrin stand, zog er sein Handy aus der Tasche und wählte die Nummer der Ärztin. Während er auf die Verbindung wartete, ging er mit Kathrin ins Haus. Hallhuber war plötzlich so verstört, dass er nicht mehr protestierte.

Miriam lag schweißgebadet in ihrem Kinderbett. Ihr Gesicht zeigte hektische rote Flecken, die Augen schauten glasig, als ob sie gar nichts wahrnehmen würde.

Quirin hatte jetzt Verbindung. «Bitte kommen Sie sofort auf den Hallhuber-Hof! Es ist nicht auszuschließen, dass wir hier einen neuen Fall einer Coli-Infektion bei einem Kind haben.»

Hallhuber stand auf der Schwelle und starrte den Tierarzt ungläubig an. «Das ist nicht wahr», brach es aus ihm heraus. «Das ist bloß, weil ...» Aber dann fiel sein Blick auf das Kind, das er so sehr liebte. Er ging rasch zu dem Bettchen und sank in die Knie, fasste nach der kleinen, verschwitzten Hand des Mädchens und stammelte: «Lieber Gott, gib, dass es nicht wahr ist!»

Miriam sah den Großvater aus matten Augen an. Leise kam es: «Muss ich jetzt sterben, Opa?»

«So schnell stirbt sich's nicht», sagte Quirin schnell, «du bist ein kräftiges Mädchen. Und außerdem braucht dich doch der Mikesch – was soll denn der ohne dich machen?»

Kathrin hatte die Szene reglos beobachtet. Sie versuchte mit all ihrer Kraft, das Entsetzen zu unterdrücken, das in ihr aufstieg. Quirin bat Hallhuber, draußen zu warten, um der Ärztin gleich den Weg zu ihrer Patientin zu zeigen.

Der alte Bauer nickte nur und schlich wie ein geprügelter Hund hinaus. «Wenn das Kind stirbt, bring ich mich um», sagte er leise zu sich, als er für die anderen außer Hörweite war.

Marquardt war spurlos verschwunden.

Frau Dr. Polenz kam schon zehn Minuten später. Sie betrat – begleitet von Hallhuber – mit raschen Schritten das Zimmer und begann sofort mit allen erforderlichen Untersuchungen. Sie habe zusätzlich den Notarzt gerufen, sagte sie. Wenn es wirklich eine Coli-Infektion sei, müsse die Kleine sofort ins Krankenhaus, und auf dem Weg dorthin müsse sie fachkundig betreut werden. Dann zog Ann Marie Polenz eine Spritze auf und bat Quirin, die Mutter nach draußen zu führen. Aber Kathrin weigerte sich, ihr Kind zu verlassen.

Quirin ging in die Stube und setzte sich zu Hallhuber an den

Tisch. «Sie waren gestern Abend nicht zu Hause, stimmt's?» Nach einer langen Minute des Schweigens sagte der Bauer unvermittelt: «Ich muss keinen umbringen. Bisher bin ich auch so noch mit jedem fertig geworden, aber wenn so was passiert wie jetzt mit der Miriam – da siehst auf einmal, wie schwach du bist.»

Quirin wusste nicht, ob ihn der Bauer überhaupt wahrgenommen hatte. Er sah ihn nachdenklich an.

Hallhuber war jetzt nicht in der Lage, Lügengeschichten aufzutischen. Er wollte reden, das war deutlich zu spüren, aber nicht über irgendwelche Leute, die einen Baum umgesägt hatten. «In letzter Zeit hab ich kein Glück g'habt. Erst ist mir die Frau g'storben, dann ist der Schwiegersohn auf und davon, und jetzt das Kind. Wie wenn a Fluch über dem Hof liegen dat …»

Draußen war der Notarzt eingetroffen, Quirin stand auf und berührte den Alten an der Schulter. «Jetzt schaun wir, dass Ihre Enkelin wieder g'sund wird, und dann reden wir weiter.»

Miriam wurde auf eine Trage gelegt.

Quirin nahm ihre Hand und drückte sie. «Wird schon wieder, lass die Ohren nicht hängen, kleine Frau!»

Das Mädchen gab ihm durch eine kaum merkliche Bewegung mit dem Kopf zu verstehen, dass sie ihn gehört hatte. Kathrin sah für einen kurzen Moment dankbar zu dem Tierarzt auf, ehe sie zu ihrer Tochter in den Rettungswagen stieg. Als sich die Tür hinter ihr geschlossen hatte, ließ sie ihren Tränen freien Lauf.

Quirin begleitete Ann Marie Polenz zu ihrem Wagen.

«Sieht nicht gut aus. Ein Nierenversagen wäre das Ende für unsere kleine Patientin.» Die Ärztin sagte das mit einem Ton in der Stimme, der jede Hoffnung auszuschließen schien.

«Die Miriam ist zwar ein zartes, aber ein zähes Kind. Wenn

die nicht mit so einer Infektion fertig wird, wer dann?» Es schien fast so, als würde sich Quirin selbst Mut zusprechen.

Am nächsten Morgen betrat Hallhuber zögernd die Kirche von Hinterskreuth. Er war hier ein seltener Gast. Vor dem Marienbild kniete er nieder, bekreuzigte sich unbeholfen und merkte erst jetzt, dass er noch seinen Hut aufhatte. Er riss sich die Kopfbedeckung herunter und sah sich verstohlen um.

Dann faltete er umständlich die Hände zum Gebet, schloss die Augen, öffnete sie wieder und sah Hilfe suchend nach oben. Aber auch von dort kam keine Unterstützung. Doch so schnell gab ein Joseph Hallhuber nicht auf. Er holte tief Luft, als wollte er eine schwere Last heben, und begann: «Lieber Gott, heilige Mutter Maria ...» Aber er brach wieder ab und murmelte. «Es geht ned!» Schweißperlen standen auf seiner Stirn. Lieber hätte er zehn Hektar Ackerland umgepflügt, als sich hier mit einem Gebet abzumühen, das ihm trotz aller Anstrengung nicht gelingen wollte.

«Gott lässt sich nicht zwingen», hörte er eine Stimme sagen und dachte für einen Moment, der Himmel rede mit ihm. Der Pfarrer kam von der Sakristei her auf ihn zu. Ihm war nicht entgangen, wie sehr sich Hallhuber beim Beten abmühte.

Der Bauer erhob sich und sah dem Geistlichen ins Gesicht. «Hochwürden, ich ...»

«Der Versuch ist bereits das Gebet. Wer weiß schon, wie das Beten geht? Dafür gibt es keine Anleitung und kein Gesetz – zum Glück. Der aufrechte Wunsch zu beten genügt unserem Herrn oft schon.»

Der Trost, der aus diesen Worten kam, war so überwältigend für Joseph Hallhuber, dass er spontan die Hand des Pfarrers ergriff und kräftig schüttelte.

Der Pfarrer lächelte den Bauern an. «Sie müssen sich nicht

bedanken.» So leise, wie er gekommen war, verließ er den Kirchenraum.

Als wäre ein Damm gebrochen, sprudelten nun die Worte eines Gebets aus Hallhubers Mund. Er wusste nicht, wie lange er vor dem Marienbild gekniet hatte, aber als er ging, hatte sein Schritt die Schwere verloren.

Als sich Quirin zum ersten Mal an diesem Tag frei machen konnte, eilte er in die Klinik. Auf dem Weg zur Intensivstation begegnete er Ann Marie Polenz und Kathrin. Die beiden wirkten bedrückt. Quirin suchte eine Gelegenheit, um mit der Ärztin alleine zu sprechen. Die ergab sich, als Joseph Hallhuber eilig den Korridor herunterkam und seine Tochter mit einer ungelenken Geste bei den Händen nahm.

Quirin zog Frau Dr. Polenz ein wenig zur Seite.

Miriam sei buchstäblich in letzter Minute ans Dialysegerät angeschlossen worden, sagte die Medizinerin. Ihre Nieren hätten kaum mehr gearbeitet, als sie das Krankenhaus endlich erreicht hätten. «Die nächsten Tage werden zeigen, ob es gelingt, den Zerfall der roten Blutkörperchen aufzuhalten», sagte sie leise.

Quirin ahnte, dass es Zeit war, Hallhuber und Kathrin in das Gespräch einzubeziehen. Er bedankte sich mit betont lauter Stimme bei Frau Dr. Polenz für die gute Zusammenarbeit bei der Bekämpfung der Coli-Infektion. Miriam sei bei ihr ja in allerbesten Händen.

Hallhuber wollte unbedingt wissen, wie Frau Dr. Polenz die Lage einschätze.

«Ihre Tochter kann Ihnen alles erzählen», sagte Ann Marie. «Ich muss dringend zu meinen Patienten.» Dann reichte sie Kathrin die Hand. Im gleichen Moment schlug ihr Pieper Alarm. Am Eingang zur Intensivstation blinkte ein rotes Licht.

Frau Dr. Polenz verschwand eilig hinter der schweren Tür. Zwei Schwestern kamen im Laufschritt vorbei.

Quirin hatte Mühe, Kathrin daran zu hindern, hinterher-zulaufen. «Sie können da jetzt nicht rein, damit würden Sie niemandem helfen, den Ärzten nicht und vor allem nicht Miriam!» Er machte Hallhuber ein Zeichen, sich um seine Tochter zu kümmern.

«Es ist doch mein Kind!», schluchzte Kathrin fast besinnungslos vor Schmerz.

Behutsam legte der grobschlächtige Bauer den Arm um seine Tochter. Kathrin brach durch die ungewohnte Geste des Vaters jetzt erst recht in lautes Schluchzen aus. So nahm sie zunächst gar nicht wahr, dass Quirin mit ihr sprach. Erst als er sie fragte, ob sie ihn verstanden hätte, hob sie verwundert den Kopf.

«Die Miriam wird diese Krise bestimmt überstehen. Es handelt sich um eine Reaktion des Körpers, mit der die Ärzte gerechnet haben.»

Kathrin und Hallhuber sahen ihn ungläubig an. Langsam wich ihre Verzweiflung einer zaghaften Zuversicht.

Währenddessen kämpften die Ärzte um das Leben des Mädchens. Miriam hatte das Bewusstsein verloren, der Puls an der Halsarterie war nicht mehr zu fühlen. Die ersten Maßnahmen zur Reanimation blieben zunächst erfolglos. Der Bildschirm am Kopfende des Bettes zeigte eine gerade Linie, der Dauerton signalisierte Herzstillstand.

Zum Glück war Miriam bereits am Tropf angeschlossen, so konnte der Spezialist die Adrenalininjektion sofort in den Plastikschlauch geben, ohne vorher eine Vene suchen zu müssen. Frau Dr. Polenz hatte dem Kind rasch eine Sauerstoffmaske aufgesetzt. Gespannt starrten Ärzte und Schwestern auf das kleine Mädchen. Da begann sich die Linie auf dem Monitor leicht zu krümmen.

«Herzschlag setzt wieder ein», rief eine Schwester.

Die Linie schwang sich zu größeren Kurven auf. Der Pfeifton brach ab und ging in einen erst unregelmäßigen, dann stetig pulsierenden Ton über.

Ann Marie Polenz stieß die Luft aus, als ob sie sie die ganze Zeit angehalten hätte. «Diese Krise wäre erst einmal überstanden. Jetzt müssen wir dringend den schwachen Kreislauf auf Trab bringen und darauf achten, dass alle Werte stabil bleiben.»

Nach kurzer Verständigung mit ihrem Kollegen eilte Frau Dr. Polenz hinaus zu Kathrin.

«Ich glaube, das Schlimmste haben wir hinter uns», sagte sie in einem betont sachlichen Ton. «Das Kind ist erstaunlich widerstandsfähig.»

Bei Kathrin lösten diese knappen Worte einen Strom von Tränen aus, der sie von ihrer Anspannung befreite.

Hallhuber dankte der Ärztin und drückte auch Quirin die Hand. «Ohne Sie wär's anders ausgegangen!»

Quirin versuchte ein Lächeln. «Man tut halt, was man kann, Herr Hallhuber.»

Als er die Treppe hinunterging, hörte er den Bauern noch sagen: «Den Viechdoktor wird man hier im Kierertal noch brauchen können!» Quirin musste schmunzeln, das war mehr Anerkennung, als er von dem alten Grantler erwartet hatte. Und sein Lächeln verflog auch nicht, als Hallhuber hinzusetzte: «Aber leicht wird's ned für ihn!»

Mord und Totschlag

Der Inhaber vom Weißen Ross war Fremden gegenüber nicht so aufgeschlossen, wie man es von einem Wirt erwarten konnte. Als Quirin den Gastraum betrat und laut «Grüß Gott!» sagte, wurde er mit einem wortlosen Nicken begrüßt.

Am Stammtisch saßen ein paar Bauern und der Tierarzt Dr. Molfenter. Der hatte im Kierertal zwar keine Praxis, aber er besuchte die Bauern regelmäßig. Bei ihnen galt er als so eine Art Wundermann. Er versorgte die Landwirte mit Medikamenten und Futterzusatzmitteln, die bei ihren Tieren zu erstaunlichen Gewichtszunahmen führten. Einer der Bauern überreichte Dr. Molfenter einen Scheck, den der Tierarzt hastig einsteckte.

Beim Wirt erkundigte sich Quirin, ob der Hallhuber Joseph gestern Abend gegen neun Uhr hier gewesen sei. Aber so einfach war es nicht, eine Auskunft zu bekommen. Andres, der Wirt, meinte, da könnte ja jeder kommen … «Über meine Gäst red' i ned!»

Quirin bestellte ein Glas Rotwein und stellte sich als der neue Tierarzt vor. Bei dem Wort «Tierarzt» verstummte sofort das Gespräch am Stammtisch. Alle sahen zum Tresen, um den Neuen zu begutachten. Man hatte ja schon gehört, was passiert war.

Hollerbach saß auch in der Runde, es schien ihm gar nicht recht zu sein, dass dieser Dr. Engel hier auftauchte. Die Geschichte mit dem Hund, der ihm vors Auto gesprungen war, hatte er auf seine Weise schon erzählt, jetzt bestand die Gefahr, dass dieser Dr. Engel eine andere Version daherbringen würde, die nur wenig mit der seinen zu tun hatte.

Dr. Molfenter begrüßte den Kollegen eine Spur zu laut und wünschte ihm einen guten Start im Kierertal.

«An mir soll's nicht liegen», gab Quirin zurück.

Um die Situation zu entschärfen, erhob sich Dr. Molfenter. Er wollte den Kollegen am Tresen unter vier Augen sprechen. «Darf ich Sie zu diesem Glas Wein einladen?»

«Was ich bestellt hab, zahl ich auch.» Quirin wandte sich wieder an den Wirt. «Was is jetzt, ist der Bauer Hallhuber hier g'wesen oder nicht?»

Nachdem Andres klar war, dass er es mit dem neuen Tierarzt zu tun hatte, gab er nun doch zögernd Auskunft. «Ja, er ist da g'wesen.»

«Von wann bis wann?», hakte Quirin nach.

«Ungefähr von neun bis elf …»

Quirin bedankte sich. «Dann muss ich mich bei ihm entschuldigen.»

Andres, aber auch Molfenter verstanden zwar nicht, was er damit meinte, aber Hollerbach, der genau zugehört hatte, leerte nervös seinen Bierkrug in einem Zug.

Am Stammtisch setzten die Gespräche wieder ein.

Dr. Molfenter, der noch immer neben Quirin am Tresen stand, beugte sich zu ihm herüber: «Sie dürfen sich auf keinen Fall mit den Leuten gemein machen», flüsterte er verschwörerisch. «Die müssen unsereinen als Autorität achten!»

Quirin sah den Kollegen verständnislos an. «Was heißt gemein machen? Irgendwie muss ich ja an sie rankommen, wenn sie Vertrauen zu mir entwickeln sollen.»

«Vertrauen? Also, ich weiß nicht. Zuhören sollen sie und befolgen, was man ihnen sagt. Und das ham's auch ganz gern. Autorität, verstehen Sie? Mir fressen die Bauern aus der Hand.»

«Besser, die Viecher fressen mir aus der Hand, da weiß ich dann wenigstens, dass sie keine Angst haben», gab Quirin zurück. Da er keine Lust hatte, sich weiter Ratschläge seines Kollegen anzuhören, zahlte Quirin seinen Wein und verließ das Wirtshaus, ohne das Glas ganz ausgetrunken zu haben.

Nach dem Weißen Ross fuhr Quirin zur Polizeiwache.

Polizeimeister Klein, ironischerweise ein großer, hagerer Mann, hatte die Gipsabdrücke der Reifen und zweier ver-verschiedener Schuhe vor sich auf dem Schreibtisch liegen, als der Tierarzt die Wache betrat.

«Grüß Gott, die Herren, wie weit sammer denn?», wollte er wissen.

Polizeiobermeister Haberland, der im Hintergrund an sei-nem Schreibtisch saß, ließ die Semmel mit Leberkäse, in die er gerade hineingebissen hatte, in der Schublade verschwinden, schluckte den Brocken hinunter und fauchte: «So weit, dass hier jeder reinkommen kann und fragen: ‹Wie weit sammer denn?›, also, so weit sammer no lang ned!»

Der Tierarzt blieb sachlich. «Ich hab mich selber auch a bis-sel umg'hört.»

«Das überlassen S' besser uns.» Haberland war aufgestanden, weil er es leid war, zu Quirin aufschauen zu müssen, aber das änderte nicht viel. Der Tierarzt war immer noch gut einen Kopf größer als er.

«Sie haben eine Aussage zu machen?», fragte Klein.

«Also, mein anfänglicher Verdacht, dass der Joseph Hallhu-ber hinter dem Anschlag steckt ...» Weiter kam er nicht. Ha-berland fuhr dazwischen: «Der Hallhuber? Ja, san S' wahnsin-nig? Das ist ein angesehener Bürger ... was sag ich, er ist der angesehenste Bürger im ganzen Kierertal.»

Unbeeindruckt nahm Quirin den Faden wieder auf. «Aber den Marquardt sollten Sie mal unter die Lupe nehmen.»

«Vorsicht!», mahnte Klein. «Leicht könnte dabei ein un-schuldiger Mensch in eine missliche Situation geraten.»

«Aber es kostet Sie doch nichts, die Abdrücke da mit den Reifen von Marquardts Fahrzeug abzugleichen.»

«Wollen Sie uns jetzt etwa Vorschriften machen?»

Quirin verlor langsam die Geduld. «Ist Ihnen überhaupt klar, um was es hier geht? Jaco Steinhart und ich, wir hätten bei diesem Anschlag beide draufgehen können! Das wär dann Mord gewesen!»

Haberland belehrte ihn, dass zum Mord eine vorsätzliche Tötungsabsicht gehöre, man könne daher allenfalls von Totschlag sprechen.

Aber damit trieb er Quirin nur noch weiter zur Raserei. Wenn er was nicht ausstehen konnte, dann war es die Behäbigkeit von Amtsträgern, denen ihre Wurstsemmel wichtiger war als ihre dienstlichen Pflichten. «Herrschaftszeiten! Wo sammer denn? Mit der Haltung können S' ja erst dann mit Ihren Abdrücken auftauchen, wenn Sie absolut sicher san, die richtigen Leut zu überprüfen! Dann brauchen S' aber auch keine Abdrücke mehr!» Auf Stirn und Schläfe traten seine Adern sichtbar hervor. Er haute mit der flachen Hand auf den Tisch, dass die Kaffeetasse in die Höhe sprang: «Kennen S' den Spruch: Am meisten macht es uns Verdruss, wenn man den Hund zum Jagen tragen muss?»

Nachdem Quirin die Wache verlassen hatte, sahen sich die beiden Beamten an.

«Was meint er mit dem Hund?», fragte Klein seinen Kollegen, der die Semmel wieder aus der Schublade holte.

Haberland winkte ab. «Diese studierten Herren glauben immer, sie könnten unsereinen beeindrucken, wenn s' recht hochg'stochen daherreden.»

Hallhuber hielt seinen Geländewagen vor Quirins Haus an und blieb noch einen Moment sitzen. Es fiel ihm offenbar schwer auszusteigen. Dann aber gab er sich doch einen Ruck und öffnete die Fahrertür. Von der Rückbank holte er einen Geschenkkorb, der so groß war, dass er ihn mit beiden Händen aus dem Fahrzeug heben musste.

Gerlinde trat vor die Tür, sie hatte gehört, dass jemand vorgefahren war.

Hallhuber grüßte und wollte sich gerade erkundigen, ob der Doktor da sei, blieb aber mitten im Satz stecken. Überrascht starrte er Quirins Schwiegermutter an. «Ja, Gerlinde ...?»

«Joseph?», rief Gerlinde.

«Jetzt kann i gar nimmer, die Gerlinde!» Hallhuber musterte die Frau von Kopf bis Fuß. «Dich hab ich ja eine Ewigkeit nicht mehr im Kierertal g'sehn! Gut schaust'aus!»

«Du aber auch: A paar Haar weniger, a paar Falten mehr, aber sonst – immer noch der fesche Hallhuber Sepp!»

«Und warum hast' dich so rar g'macht?», wollte Hallhuber wissen.

«Mich hat nichts nach Hinterskreuth gezogen, bis der Quirin hier die Praxis übernommen hat.»

«Führst' etwa dem neuen Viechdoktor seinen Haushalt?»

«Ja, erst amal – so lang halt, bis er sich eingelebt hat. Schließlich sammer miteinander verwandt.»

Hallhuber setzte den schweren Korb ab. «Du und der Dr. Engel?»

«Er ist mein Schwiegersohn.»

«Ja, da müsstest ja dann auch a Tochter ham ...»

Gerlinde lachte. «Ja sicher, du Schlauberger. Aber die geht ihren eigenen Weg.»

«Ah, so ist das!»

«Sie leben getrennt», erklärte Gerlinde und bemühte sich, so sachlich wie möglich zu klingen. «Und du kannst doch so ein

Mannsbild nicht von heut' auf morgen alleine wurschteln lassen. Noch dazu mit einer neuen Tierarztpraxis!»

Hallhuber deutete auf den Korb zu seinen Füßen. Den wolle er dem Doktor bringen, sagte er, wegen seiner Enkelin.

Er begann herumzudrucksen, aber Gerlinde wusste natürlich längst, was mit der kleinen Miriam passiert war.

«Jetzt komm halt rein», sagte sie.

Hallhuber nahm den Korb wieder auf. «Wenn der Dr. Engel nicht g'wesen wär …» Ehrliche Dankbarkeit schwang bei diesen Worten mit.

Gerlinde bot dem Bauern eine Brotzeit an, doch er lehnte dankend ab. «Gegen ein Glas Wein hast aber nix einzuwenden, oder?»

«Kennst mich doch», gab er zurück.

Die beiden waren zusammen zur Schule gegangen. Jetzt erinnerten sie sich daran, wie sie ihn immer hatte abschreiben lassen und wie oft sie ihm bei den Hausaufgaben geholfen hatte.

«Bloß rechnen – das hast' schon immer besser können als alle anderen», sagte Gerlinde.

Sie sprachen nicht darüber, dass sie auch mal ein paar Monate miteinander «gegangen waren», wie man das nannte.

Hallhuber wollte wissen, warum der Tierarzt und seine Frau nicht zusammen lebten.

Gerlinde seufzte. «Sie hat ihre Apotheke behalten wollen, und von dem Quirin hat sie verlangt, dass er in der Stadt praktiziert oder einen anderen Job annimmt. Als Arzneimittelvertreter oder so.»

«Kann man ja verstehen, dass er das nicht will.»

«Dass du das verstehst, glaub ich. Der Quirin ist ein Mensch für's Land, wie du. Er liebt die Natur und die Tiere über alles, so einen kannst du nicht in einen Vertreterjob zwingen. Zwingen kannst' ihn sowieso nicht. Da ist er auch wie du – ein Dickschädel, wie er im Buch steht!»

Hallhuber nickte nachdenklich. «Ja, er ist kein Verdruckter. Das hab ich schon g'merkt.» Wieder nickte er in Gedanken. «Man braucht an Viechdoktor hier im Tal, aber des bedeutet no lang ned, dass ma den au mögen muaß! Und das hat nix damit zu tun, wie froh i bin, dass er unsre Miri g'rettet hat.»

So war der Hallhuber Joseph: Klar in seiner Dankbarkeit, aber auch genauso klar in seiner Abgrenzung. Nur nie zeigen, dass man jemanden sympathisch findet, das könnte als Schwäche ausgelegt werden.

Gerlinde schüttelte den Kopf. «Wenn's dickschädlert sein könnt's, bildet's euch ein, ihr seid's männlich, dabei seid's nur dumm. Und gegen Dummheit ist auch auf euren Almen kein Kraut g'wachsen».

Hallhuber musste schmunzeln. «Du hast dein Herz alleweil no aufem rechten Fleck, Gerlinde! Gibst ihm den Korb und sagst ihm, wie dankbar ich ihm bin?» Er erhob sich und schickte sich an zu gehen. «Vielleicht sieht man sich bald amal wieder.»

«Schaust halt wieder amal rein», sagte Gerlinde.

Hallhuber antwortete nicht darauf. Er stapfte zur Tür, sagte «Pfüet di, Gerlinde» und ging hinaus.

Gerlinde stand noch lange, nachdem Hallhuber davongefahren war, unter der Tür des hübschen Bauernhauses. Die Erinnerungen überfluteten sie förmlich.

Damals – der erste Kuss, drunten am Kiererbach. Der Hallhuber Sepp hatte sich selber eine Angel gebaut, und sie hatte oben am Wiesenrain gestanden und sich lustig gemacht – «als ob du an Fisch fangen datst!» – «Verschwind!», hatte er gerufen, «du vertreibst mir die Forellen!» – «Sind ja eh bloß Schleien drin!»

Gerlinde hatte sich ins Gras gesetzt. So leicht ließ sie sich nicht vertreiben. Sie pflückte eine Margarite und begann die Blütenblätter abzuzupfen. Bienen und Mücken schwirrten um sie herum. Die hohen Grashalme kitzelten ihre Beine unter dem Rock. «Er liebt mich, er liebt mich nicht, er liebt mich …» Ganz leise sprach sie vor sich hin. Das letzte Blütenblatt fiel auf «er liebt mich nicht». Enttäuscht ließ sie sich ins Gras zurückfallen und schloss die Augen. Der Sepp Hallhuber hätte ihr gefallen.

Die Sonne schien warm. Die Blätter einer Pappel warfen flatternde Schatten auf die Augenlider des jungen Mädchens. Kleine Lichtspiele, die sie wahrnahm, ohne die Augen zu öffnen. Und dann spürte sie plötzlich seinen Mund auf ihren Lippen. Behutsam, scheu, zärtlich, wie man's dem Hallhuber nie und nimmer zugetraut hätte.

Sie spürte, wie er seinen kräftigen jungen Körper dicht neben ihr im Gras ausstreckte. Und als er seine Arme um sie legte, wehrte sie sich nicht.

Gerlinde lächelte. Und was war seitdem alles passiert. Sie hatte den Apotheker Heinrich Auerbach geheiratet und schon nach zwei Jahren wieder verloren, als er einer tückischen Krankheit erlag. Plötzlich war sie allein mit ihrem Töchterchen Angelika. Die Apotheke verpachtete sie. Und nach zwei Jahren gab sie dann den Schmeicheleien Ottmar Schneiders nach. Der war ein Windhund, ein Taugenichts und Tunichtgut in einer Person, wenn auch charmant. Blind war sie gewesen …

Mit einer heftigen Bewegung wandte sie sich der Haustür zu. Diese Gedanken verscheuchte man besser.

Am nächsten Morgen fuhren Klein und Haberland zum Hof von Rudolf Marquardt, den der allein stehende Bauer zusammen mit seiner Schwester Lore bewirtschaftete. Es war ein kleiner Betrieb, der sich gerade so über Wasser halten konnte. Lore wollte aufgeregt wissen, was die Polizei bei ihnen zu suchen habe.

«Bei uns ist ein Hinweis eingegangen, dem wir nachgehen müssen.»

Haberland forderte Klein auf, den Gipsabdruck aus dem Auto zu holen. Dann begannen sie umständlich, den Abdruck mit dem Profil von Marquardts Traktor zu vergleichen.

Der Bauer, von seiner Schwester alarmiert, kam laut schimpfend angerannt. «So weit kommt's noch, jetzt macht's euch schon zum Büttel von diesem Viechdoktor!»

«Aha, wissen S' also schon, worum es geht ...?», sagte Klein. Die beiden Beamten richteten sich auf. «Die Spurenlage deutet darauf hin, dass Sie sich an einer Stelle im Wald aufgehalten haben, wo vorletzte Nacht zwei Bäume gefällt worden sind.» Klein hatte eine amtliche Haltung eingenommen. «Der Abdruck passt jedenfalls exakt zu Ihren Reifen!»

Haberland fügte hinzu: «Die Bäume wurden ohne Anweisung der Forstbehörde gefällt, einer von ihnen hätte beinah den Tierarzt Dr. Engel und Jaco Steinhardt erschlagen.»

Marquardt schnurrte zusammen wie ein Hefekuchen, den man zu früh aus der Backröhre nimmt.

«Der Herr Engel spricht von einem Mordversuch», fuhr Haberland fort. «Und wenn wir von einem Verbrechen Kenntnis bekommen, müssen wir ermitteln, da geht kein Weg dran vorbei.»

Klein ergänzte wichtig: «In der Amtssprache nennt man das Verfolgungszwang.»

Marquardt, der ein eher einfältiger Mensch war, starrte die Polizisten entsetzt an. Ohne nachzudenken, sprudelte er hervor: «Das war doch ka Mordversuch, eine Warnung, nix weiter! Ich hab doch ned wissen können, dass da noch einer dabei is! Auch der Hallhuber hat g'sagt, dem Viechdoktor müsst ma zeign, mit wem er es hier zu tun hat!»

«Tut uns Leid, Marquardt, das müssen S' jetzt dem Richter und dem Staatsanwalt erzählen.» Klein machte eine Geste, die dem Bauern zu verstehen gab, dass er mitkommen müsse.

«Sperrt's ihr mi jetz ein oder was?» Er schaute sie voller Angst an, grade so, als wolle man ihn direkt aufs Schafott führen. «Und wer kümmert sich nachher um den Hof? Mei Schwester wird so scho ned fertig mit der Arbeit!»

Die Beamten blieben unerbittlich. «Das hätten Sie sich früher überlegen müssen!», meinte Haberland und öffnete die Tür des Polizeiautos.

Lore wurde der Ernst der Lage erst klar, als die beiden Polizeibeamten ihren Bruder in den Streifenwagen bugsierten.

«Ich hab scho immer g'sagt, des gibt noch amal ein Unglück mit dir! Immer machst du dich zum Deppen für andere!» Wütend stieß sie die Mistgabel in die weiche Erde.

Endlich daheim

Quirin hatte noch Hausbesuche auf ein paar Berghöfen gemacht. Jetzt lenkte er seinen Pick-up stadtwärts. Er wusste selbst nicht so recht, warum er Richtung Berchtesgaden fuhr, statt in seine Praxis zurückzukehren, wo eine Menge Arbeit auf ihn wartete. Hätte er genauer darüber nachgedacht, hätte er es freilich gewusst. Es war die Sehnsucht nach seiner Familie, die ihn trieb.

Die Kinder begrüßten ihn stürmisch.

«Ist Angelika nicht da?», fragte Quirin.

«Die Mama hat sich hingelegt.»

Anja forderte den Vater auf, sich ihre Bilder anzusehen, die sie für die Schule gezeichnet hatte. Aber auch Sebastian wollte Quirin für sich haben und versuchte, ihn aus Anjas Zimmer zu zerren.

«Mit zwei halben Vätern könnt's wenig anfangen!», meinte Quirin. «Ich schau mir jetzt zuerst die Kunstwerke hier an, und dann komm ich zu dir, okay?»

Es war ein ganzer Stapel wirklich gelungener Bilder, die Anja vor ihrem Papa auf den Tisch blätterte, und langsam gingen Quirin die Vokabeln aus, mit denen er die Malereien bewundern konnte.

Angelika war von den Stimmen wach geworden. Ein wenig zerzaust und noch schläfrig kam sie ins Zimmer. «Warum hast du denn nicht angerufen?», fragte sie.

«Ich kann mich halt noch nicht daran gewöhnen, dass ich mich anmelden muss, wenn ich meine eigene Familie besuchen will.»

«Das musst du doch auch nicht!», rief Anja dazwischen. Und zu ihrer Mutter sagte sie: «Dem Papa gefallen meine Bilder prima!»

Angelika nickte. Sie hatte nichts anderes erwartet. Quirin wusste, wie er sich bei seinen Kindern beliebt machen konnte. «Willst du deine restlichen Sachen abholen?», fragte sie ihn.

Quirin hatte keinen Gedanken daran verschwendet, dass er noch Möbel, Kleider und allerlei Krimskrams hier hatte.

Aber er wollte auch nicht zeigen, wie hart ihn die kühle Frage seiner Frau getroffen hatte. «Der Jaco ... also, ich hab grad niemanden, der hilft. Jaco hat einen ziemlich schweren Unfall gehabt. Und mit einem Gipsfuß kann er schlecht ...» Quirin brach mitten im Satz ab.

Sebastian gab seiner Schwester ein Zeichen. Jetzt war es

wohl besser, die Erwachsenen alleine zu lassen. Die Kinder gingen hinaus.

«Meine Mutter hat mir von der G'schicht im Wald erzählt. Hast dich gleich ang'legt mit den Bauern im Kierertal, hm?»

Quirin sah seine Frau überrascht an. Er wusste nicht, wie er darauf reagieren sollte. Was sie sagte, klang wie ein Vorwurf. Mitgefühl konnte man wenigstens nicht heraushören.

Angelika wechselte das Thema: «Ich hab den Eindruck, die Gerlinde fühlt sich bei dir draußen wohler als bei mir», sagte sie schmallippig.

«Es ist immerhin ihr Heimatort», gab Quirin zu bedenken. «Und jetzt, wo's wirklich ernst wird mit unserer Trennung, versucht sie halt, mir beim Einrichten und Einräumen ein bissel zu helfen, da ist doch nix dabei!»

«Ich weiß ja, dass es nicht leicht ist.»

Quirin sah rasch zu ihr hinüber. «Ich komme mir wie ein Versager vor», sagte er.

Statt ihm zu widersprechen, wie er es eigentlich erhofft hatte, erwiderte Angelika nur: «Du solltest deine restlichen Sachen sobald wie möglich abholen.»

«Jetzt sei halt ned gar so streng.» Quirin sah ihr in die Augen und fasste nach ihrer Hand.

«Wir können es uns nicht leisten, jeder Stimmung nachzugeben.» Angelika entzog ihm ihre Hand.

Quirin nickte. Was sollte man dazu noch sagen? Sie hatte ja recht. «Okay, ich schau dann mal nach dem Sebastian.»

«Wie geht's dem Dr. Knoll?», wollte der Junge als Erstes wissen.

«Der is längst wieder auf den Beinen, auch wenn er noch immer humpelt wie ein Seeräuber mit Holzfuß. In ein paar Tagen kann ich ihm den Verband abnehmen, dann wirst' es sehen, wie der wieder durch die Gegend pfeift.»

«Au ja!», rief Anja, die den Kopf zur Tür des Bubenzimmers hereinstreckte. «Wann dürfen wir dich denn besuchen?»

«Ja, wenn eure Mutter nichts dagegen hat, jederzeit.»

Vom Wohnzimmer her rief Angelika: «Kein Problem. Ich hab den beiden versprochen, dass sie dich immer besuchen können vorausgesetzt, du kümmerst dich um ihre Hausaufgaben.»

«Das kann ja auch die Oma machen», sagte Anja.

«Ja, ja», gab Angelika missmutig zurück. «Und der Quirin ist dann wieder der Papa für die schönen Seiten des Lebens.»

Sebastian schob seine Schwester aus dem Zimmer. «Macht das mal unter euch aus. Wir müssen reden, von Mann zu Mann, wenn ihr versteht, was ich meine.»

Angelika musste unwillkürlich über die Ausdrucksweise ihres «Großen» lachen. Anja war sauer.

Kaum war die Tür zu, begann Sebastian zu Quirins Verwunderung tatsächlich ein Gespräch unter Männern, wie er es seinem Sohn nicht zugetraut hätte. Sebastian wollte nämlich allen Ernstes wissen, wie es so für ihn sei, alleine zu leben. Das wäre er doch überhaupt nicht gewohnt. Er könne sich gut vorstellen, dass er manchmal ziemlich einsam sei, da oben auf dem Berg.

Quirin nickte unwillkürlich. «Ja, du hast Recht, Sebastian, es ist manchmal verdammt einsam. Ich bin ja doch eigentlich ein richtiger Familienmensch. Zum Glück hab ich viel zu tun, sonst hätt ich womöglich Zeit zum Grübeln, und das wär nicht gut.» Er bat seinen Sohn, zu ihm zu kommen, wenn es irgendwelche Probleme gäbe, und der versprach es mit großem Indianerehrenwort.

Quirin wollte sein Versprechen rasch wahr machen. Schon am nächsten Abend stand er mit dem Pickup vor Angelikas Wohnung. Sebastian war zwar nicht ganz so kräftig wie Jaco, aber er schuftete wie ein Großer und bestand darauf, die schweren Bücherkisten alleine zu tragen. Anja packte auch mit an, und es dauerte nicht lange, bis alles verstaut war. Dr. Knoll beobachtete das aufmerksam vom Beifahrersitz aus. Anja hatte immer wieder eine Pause eingelegt, um den Hund zu streicheln.

Am nächsten Tag war schulfreier Samstag, die Kinder bestanden darauf, in Hinterskreuth beim Ausladen zu helfen, auch wenn es spät werden würde. Sie könnten ja am nächsten Tag ausschlafen.

Angelika gab ihnen Ersatzkleidung und Schlafsäcke mit. «Passt auf euch auf, ich will von eurer Oma keine Klagen hören!» Sie fand selbst blöd, dass sie das gesagt hatte, aber sie konnte ihre Worte nicht mehr zurücknehmen.

Während Quirin noch einmal ins Haus ging, um nachzusehen, ob er irgendetwas vergessen hatte, schmiedeten die Kinder einen Plan.

«Wir werden ihnen schon zeigen, dass es uns nicht egal ist, ob sie sich trennen oder nicht!», sagte Sebastian abschließend und machte ein kernig entschlossenes Gesicht dazu.

Nachdem sie den Pick-up ausgeladen hatten, zauberte Gerlinde noch ein Abendessen auf den Tisch. «Ihr habt hart gearbeitet, da kommt der Hunger von ganz alleine», sagte sie.

Tatsächlich verputzten die beiden alles, was ihre Großmutter servierte. Was Gerlinde aber noch mehr erstaunte, war die Tatsache, dass die Kinder in der Küche halfen, ohne dass sie etwas sagen musste.

Die Ausreißer

Anja und Sebastian dachten gar nicht an Schlaf. Aufgeregt warteten sie, bis auch Gerlinde zu Bett gegangen war, dann zogen sie sich leise wieder an.

«Wir müssen noch ein paar Sachen mitnehmen», flüsterte Sebastian. «Wasser ist wichtig, der Mensch verdurstet viel schneller, als er verhungert!»

«Aber Essen brauchen wir auch!», sagte Anja. «Wenigstens einen Apfel und Schokolade, wenn wir welche finden.»

Leise schlichen sie hinunter ins Erdgeschoss, Sebastian hielt eine Taschenlampe in der Hand, deren Schein gespenstisch über die Wände strich. Draußen war die Dämmerung schon weit fortgeschritten. Im Haus war es bereits dunkel. Anja fürchtete sich. Am liebsten hätte sie die ganze Aktion abgeblasen.

«Wir brauchen noch Streichhölzer, eine Kerze und Klopapier», bestimmte Sebastian das weitere Vorgehen.

Sie packten alles in einen Rucksack, der im Flur an einem Haken hing, und machten sich auf den Weg.

Die Nacht wurde durch die runde Scheibe des Mondes erleuchtet, der Himmel war sternklar und die Luft hatte einen Geruch von Abenteuer. Jedenfalls empfand Anja das so. Sebastian ging voraus.

«Wo gehn wir überhaupt hin?», wollte sie ängstlich wissen. Sie zitterte, ob vor Aufregung oder Kälte, wusste sie selbst nicht so genau.

«Ich kenne eine Hütte, da war ich mal mit dem Papa. Wir haben einen Bach aufgestaut, der da vorbeifließt. Zum Schluss konnten wir sogar drin baden, so tief war das Wasser.»

Sebastians Sicherheit machte Anja Mut. Sie hielt tapfer Schritt mit ihrem Bruder, der zwar den Rucksack trug, aber trotzdem leicht und schnell voranschritt. Aber er war ja auch um einiges größer und stärker als sie.

«Können wir da übernachten?», wollte Anja weiter wissen. Der Gedanke an die Nacht in einer Berghütte, weit weg von Papa und Mama, ließ sie erschauern. «Gibt es da auch bestimmt keine Schlangen?», fragte sie weiter und wäre vor Schreck fast hingefallen. Das hatte sie ja alles gar nicht bedacht. «Und Spinnen?»

Sebastian konnte jetzt zeigen, wie erfahren er schon war. «Schlangen verkriechen sich, wenn es kalt wird, und Spinnen gibt es auch bei uns zu Hause, da fürchten wir uns ja auch nicht vor ihnen.»

Anja war nicht restlos überzeugt, dass ihnen von wilden Tieren keine Gefahr drohte, aber zum Umkehren war es jetzt zu spät. Schweigend stapften die beiden Kinder bergauf.

Nach einiger Zeit erreichten sie den Bergwald. Vom Tal klangen die Glocken herauf, die Kirchturmuhr schlug zwölfmal.

«Da, schau!», rief Sebastian leise und deutete nach oben. Eine leuchtende Sternschnuppe schoss über den blauschwarzen Himmel. «Jetzt kannst du dir was wünschen!»

Anja wünschte sich, dass sie so schnell wie möglich wieder nach Hause gehen würden. Aber sie hätte es niemals zugegeben.

Im Wald war es viel dunkler als zuvor beim Anstieg über die freie felsige Fläche. Die Bäume waren nur wie riesige Schattenrisse zu erkennen. Plötzlich ließ sie ein lautes Knacken zusammenschrecken. Sie blieben ruckartig stehen und wagten kaum zu atmen. Aber nichts bewegte sich.

Die Kinder konnten nicht ahnen, dass sie beobachtet wurden. Ein Mann, der schon seit zwanzig Jahren wie ein Einsiedler hoch oben im Berg wohnte, war im Wald unterwegs. Auf seinen Schultern saß ein zahmer Uhu, der immer bei ihm war. Der Mann blieb reglos stehen und beobachtete die Kinder, die nun ihre Wanderung bergauf zögernd fortsetzten. Ganz dicht gingen sie an ihm vorbei. Der einsame Bergbewohner schüttelte den Kopf. ‹Sehen aus wie Hänsel und Gretel›, dachte er bei sich.

Bert Marquardt, so hieß der Mann, der es vorzog, alleine in den Bergwäldern zu leben, hatte mit den Menschen im Tal wenig im Sinn. Er war damals zu sehr von ihnen enttäuscht worden. Vor allem von seinem Bruder Rudolf, der ihn um sein ganzes Erbe betrogen hatte. Die gemeinsame Schwester Lore traf da weniger Schuld – außer dass sie sich seinerzeit nicht gegen Rudolf gewehrt hatte, als er das elterliche Vermögen an sich brachte und Bert vom Hof vertrieb. Solche Geschwister wie die beiden Kinder, die sich jetzt an den Händen haltend einen Weg durch das düstere Holz suchten, waren sie nie gewesen.

«Wie weit ist es denn noch bis zu der Hütte?», fragte Anja ihren Bruder leise und mit gepresster Stimme. Sie versuchte, sich nicht anmerken zu lassen, wie groß ihre Furcht war.

«Ich weiß nicht genau», antwortete Sebastian, «aber ich glaube, dass wir bald da sind.»

Bert wusste, dass er jetzt in der Nacht mit seinen wilden Haaren, seinem langen Bart und dunklen Gewand die Kinder zu Tode erschrecken würde. So folgte er ihnen nur in großem Abstand, um zu sehen, was sie vorhatten.

Gerlinde hörte das Jaulen von Dr. Knoll. Sie sah auf die Uhr. Es war kurz vor halb eins. Leise schimpfend stand sie auf. Auch Quirin war wach geworden. Sie trafen sich im Flur und beratschlagten, wer von ihnen mit dem Hund hinausgehen sollte.

Gerlinde übernahm die Aufgabe freiwillig. «Bei dir weiß man nie, wann das Telefon läutet, weil eine Kuh kalbt oder ein

Schwein Fieber hat. Schlaf du dich lieber aus, ich geh rasch mit ihm raus.»

Zu ihrer Überraschung interessierte sich Dr. Knoll mehr für eine Spur, die vom Haus wegführte, als für sein «Geschäft». Gerlinde hatte Mühe, ihn dazu zu bringen, mit ihr zurückzugehen. Im Haus rannte Dr. Knoll sofort zu der Kammer, in der Sebastian und Anja schliefen. Verwundert folgte Gerlinde dem Hund. Die Tür war nur angelehnt. Vorsichtig stieß sie mit den Fingerspitzen dagegen, sie schwang mit einem leisen Knarzen auf. Gerlinde stieß einen Schrei aus. Die Betten waren unberührt. Die Kinder waren verschwunden.

«Großer Gott!», schrie ihre Großmutter auf.

Quirin kam die Treppe herauf. «Sag amal, hast ein Gespenst g'sehn, oder warum schreist' so rum mitten in der Nacht?»

Gerlinde deutete mit stummem Entsetzen ins leere Zimmer.

Jetzt war es Quirin, dem der Schreck in die Glieder fuhr. «Die san ja überhaupt ned im Bett g'wesen!»

Er eilte zum Telefon, um Angelika aus dem Schlaf zu klingeln. «Sind die Kinder bei dir?» Sie antwortete verschlafen: «Jetzt hör aber auf, Quirin, die sind doch übers Wochenende bei dir. Hast du das schon vergessen? Du bist mir so ein Vater!»

«Ja, freilich san s' eigentlich bei mir, aber sie sind verschwunden!»

Angelika begriff nicht sofort. «Wie verschwunden?»

«Ich weiß es doch nicht!» Die Verzweiflung in Quirins Stimme war unüberhörbar.

«Ich komme sofort!», rief Angelika.

Quirin hatte sich rasch angezogen. Er überlegte fieberhaft, wo die Kinder sein könnten. Gerlinde kam aufgeregt aus ihrem Zimmer, sie hatte sich ihre Bergsteigermontur angezogen und wollte sofort losgehen. Quirin konnte sie nur mit Mühe daran hindern. Er wollte warten, bis Angelika da war, vielleicht hatte sie eine Idee.

Aber seine Exfrau war erst mal nur voller Vorwürfe. «Warum habt ihr nicht besser auf die Kinder aufgepasst?», rief sie außer sich. Ich versteh nicht, wie so was passieren kann!»

Gerlinde gelang es schließlich, ihre Tochter so weit zu beruhigen, dass sie bereit war zuzuhören.

Quirin sagte: «Die Kinder haben gestern vielleicht erst so richtig kapiert, was unsere Trennung bedeutet, wie sie mir g'holfen haben, mein Zeug bei dir rauszutragen. Vielleicht war das zu viel für sie?»

«Du meinst, sie sind deswegen abgehauen?»

«Hast du eine andere Erklärung?»

Gerlinde nickte: «Sie wollen, dass ihr euch Sorgen um sie macht. Ihr gemeinsam – verstehst? Wahrscheinlich denken sie, das bringt euch wieder zusammen.»

«Ich hab doch extra mit ihnen über unsere Trennung gesprochen! Sie sind so verständig gewesen», schluchzte Angelika.

Gerlinde schlug vor, die Polizei zu benachrichtigen.

Aber Quirin hatte eine Idee. «Der Hund hat doch gemeldet, dass die Kinder weg sind?»

«Ja, er wollt ja auch erst einer Spur nach – vielleicht hinter den beiden her …», sagte Gerlinde.

«Dann könnte uns Dr. Knoll eventuell zu ihnen führen?», fragte Angelika voller Hoffnung.

«Einen Versuch ist's wert, bevor wir die Polizei alarmieren», meinte Quirin. «Den Polizisten hier trau ich eh ned viel zu.»

Sie vereinbarten, Gerlinde solle im Haus bleiben, damit jemand da wäre, falls die beiden Ausreißer überraschend zurückkämen.

Quirin und seine «Ex» machten sich auf den Weg, nachdem

sich Angelika die wetterfeste Kleidung ihrer Mutter angezogen hatte. Der Hund verstand sofort, was man von ihm erwartete, und rannte trotz seiner Verletzung voraus den schmalen Bergpfad hinauf. Angelika und Quirin hatten Mühe, ihm zu folgen. Die Nacht war sternenklar, und der Mond tauchte die Landschaft in ein fahles, weißliches Licht.

Dr. Knoll war ein ganzes Stück voraus. Plötzlich fing er an, wie wild zu bellen. Quirin begann zu laufen, doch noch ehe er Dr. Knoll sehen konnte, hatte der zu bellen aufgehört. Vorsichtig ging Quirin weiter. Es war an dieser Stelle ziemlich dunkel, da ein niedriger Kiefernwald den Weg säumte. Irgend etwas stimmte nicht. Trotzdem wollte er die Taschenlampe nicht einschalten, um nicht zu früh auf sich aufmerksam zu machen.

Angelika schloss völlig außer Atem zu Quirin auf. Er stand wie angewurzelt und gab ihr ein Zeichen, leise zu sein. Ihr Blick erfasste nun ein Plateau. Da stand der wilde Bert und kraulte den Hund, der sich vor ihm auf den Rücken geworfen hatte. Angelika stieß einen kurzen Schrei aus, als sie den fremden Mann sah.

Quirin legte ihr beruhigend seine Hand auf den Arm. «Grüß dich, Bert!», rief er.

Der Waldschrat war einer der Ersten gewesen, die der Tierarzt im Kierertal kennen gelernt hatte. Eines Morgens, schon kurz vor sechs Uhr, war er vor seiner Tür gestanden, hatte ungeduldig gepocht und verlangt, der Viechdoktor solle sich sofort um seinen Uhu kümmern. Der Raubvogel konnte die Schwingen nicht mehr richtig bewegen, und Quirin stellte fest, dass er von ein paar Schrotkugeln getroffen worden war. Es war eine leichte Operation gewesen, und Hubi, wie Bert seinen gefiederten Begleiter nannte, konnte schon nach einer Woche wieder fliegen.

«Einen guten Hund habt's da, er hat euch zeigt, wo die Kinder gegangen sind, stimmt's?»

Angelika und Quirin waren erst mal sprachlos. «Woher weißt denn du ... du hast unsre Kinder g'sehn?» Quirin merkte, dass er vor Aufregung zu stottern begann.

«Und? Wo sind sie jetzt?», wollte Angelika wissen und packte dabei unwillkürlich die Jacke des Wildhüters, als könnte sie die Antwort aus ihm herausschütteln.

«Droben in der Moosbachklamm-Hütten», antwortete Bert ruhig. «Die kennen mich nicht, und ich wollt sie nicht erschrecken. Da hab i g'wartet, bis sie eing'schlafen sind, und jetz bin i auf'm Weg g'wesen zu euch hinunter.»

Plötzlich war alles so einfach! Erleichtert nahmen die besorgten Eltern die Nachricht auf, bedankten sich bei Bert und wollten gleich weiter, um ihre Kinder endlich wieder in die Arme schließen zu können. Zuvor gab Quirin übers Handy Gerlinde Bescheid, dass sie sich keine Sorgen mehr machen müsse.

Die Hütte stand auf einer kleinen Erhebung am Ausgang der Klamm. Leise näherten sich die Eltern. Dr. Knoll stand schon vor der Tür und tappte ungeduldig mit einer Pfote gegen das Holz. Vorsichtig öffnete Quirin die schwere Tür. Die Fensterläden waren fest geschlossen, sodass es im Innern stockfinster war. Quirin begann mit dem Strahl seiner Taschenlampe den Raum abzusuchen.

Die Hütte war leer. Auf dem Tisch lagen die Reste eines Apfels und ein Schokoladenpapier.

Angelika sah Quirin entsetzt an. «Vielleicht haben die Kinder den Bert doch gesehen und sind vor Angst auf und davon!»

Quirin blieb ruhig. «Sie können nicht weit sein, und weil's deine und meine Kinder sind, machen sie auch nicht den Blödsinn, sich zu trennen.» Er rief den Hund zu sich, der deutlich langsamer geworden war. «Jetzt wird nicht schlappg'macht!», ermahnte er ihn.

Für Dr. Knoll wurde die Spurensuche beschwerlich. Trotzdem trieb ihn die Witterung der Kinder in Richtung Klamm. Die Schnauze hielt er dicht über dem Boden. Quirin und Angelika konnten dem erschöpften Tier leicht folgen.

Ein besonderes Hindernis stellten die schmalen, nassen Bretter dar, die im Zickzack über das felsige Bachbett führten. Viel zu lange dauerte es den besorgten Eltern, bis Dr. Knoll sich vorsichtig hinübergetastet hatte. Das verletzte Bein schonte er immer mehr. Aber sie konnten ihn ja auch nicht tragen. Wie hätte er da der Spur folgen sollen?

Der Hund verschwand hinter einem Felsvorsprung. Quirin folgte. Dr. Knoll gab leise fiepende Töne von sich. Als der Tierarzt das Ziel erreichte, stand der Hund vor einer schmalen Felsspalte und wandte immer wieder den Kopf nach ihm um.

«Hast du was gefunden?» Quirin leuchtete in die Spalte hinein.

Eng aneinander geschmiegt lagen seine Kinder in ihren Schlafsäcken und schliefen fest. Dr. Knoll leckte Anja übers Gesicht, aber das Mädchen wischte im Schlaf nur mit der Hand über die nasse Stelle und wachte nicht auf. Angelika stand nun hinter Quirin und legte ihre Hand auf seine Schulter.

Quirin weckte erst ganz sacht Sebastian. Die Taschenlampe stellte er so auf, dass sie gegen den Felsen leuchtete und so eine fast schon gemütliche Atmosphäre verbreitete. Dann strich er seinem Jungen mit dem Handrücken über die Wange und sagte leise: «Aufstehen, es ist Zeit, dass wir heimgehn.»

Sebastian kam aus einer ganz anderen Welt. Ungläubig blickte er sich um. Für einen Moment wusste er nicht, ob der Hund und auch die Eltern, die vor ihm in die Hocke gegangen waren, nicht zu seinem Traum gehörten. Erst als ihn die Mutter in die Arme nahm und ganz fest an sich drückte, fiel ihm nach und nach wieder ein, wie er und seine Schwester hierher gekommen waren.

Anja wurde noch mühsamer wach. Quirin nahm sie auf den Arm und gab ihr einen Kuss auf die Wange. «Zum Glück ist euch nix passiert!», sagte er ohne den geringsten Vorwurf in der Stimme.

Nachdem sie alles eingepackt hatten, setzte Quirin den Rucksack auf, nahm Dr. Knoll auf den Arm und machte sich, den anderen voraus, an den Abstieg.

Natürlich wollten die Eltern wissen, warum sie die Schutzhütte verlassen hatten.

Anja protestierte, als Sebastian zu erzählen anfangen wollte: «Wir hatten abgemacht, dass wir niemandem etwas davon sagen!»

Als sie eine Weile schweigend weitergegangen waren, fing Anja aber selbst an zu reden und erzählte, wie gruselig es in der Hütte gewesen sei. «Wir haben uns schlafen g'legt und die Kerze ausgeblasen, da hat's draußen und drinnen zu rascheln und zu knistern ang'fangen. Grad so, als wär'n Indianer unterwegs! Da hab ich zum Sebastian g'sagt, dass ich's vor Angst nimmer aushalt'.»

Obwohl Sebastian versucht hatte, seine Schwester zu beruhigen, hatten sie dann rasch alles eingepackt. Sie konnten aber nicht nach Hause, weil weiter unten auf dem Weg ein großer Mann im Mondlicht zu sehen gewesen sei, der zu ihnen heraufgesehen hätte. Sie wären ihm ja direkt in die Arme gelaufen.

«Und der hat so schrecklich gefährlich ausgesehen», sagte Anja und schauerte in der Erinnerung daran zusammen. «Der einzige Ausweg war die Klamm», vollendete Sebastian.

«Vor dem Mann hättet ihr keine Angst haben müssen», sagte Quirin. «Einen gutmütigeren Menschen gibt's überhaupt nicht. Allerdings sieht man ihm das nicht so ohne weiteres an.»

Auf dem Heimweg hatten es Quirin und Angelika vermieden, die Kinder zu befragen, warum sie denn ausgerissen waren. Erst am Sonntagvormittag, beim verspäteten Frühstück, kam die Sprache darauf. Für Anja und Sebastian war es schwer, ihre Gefühle auszudrücken.

«Wir sind doch eine Familie. Immer gewesen», sagte Sebastian.

«Aber das bleiben wir doch auch», erwiderte Angelika sanft, «nur dass wir jetzt halt nicht mehr zusammen wohnen.»

«Das ist aber nicht das Gleiche», beharrte Anja trotzig. Gerlinde warf ein: «Da hast du Recht!»

«Wir haben halt gedacht, dass ihr, wenn ihr euch Sorgen um uns macht und vielleicht sogar Angst habt, dass ihr uns ganz verliert … dass ihr dann doch wieder zusammenkommt.» Sebastian war froh, dass er den komplizierten Satz herausgebracht hatte.

«Schau mal …», hob Quirin an.

Aber Anja wurde das zu viel. Sie flippte förmlich aus. «Ja, ja, ja, erklären könnt ihr immer alles, aber das ändert doch nix!» Sie rannte hinaus und schlug die Tür hinter sich zu.

Nach kurzem Überlegen stand Quirin auf und folgte seiner kleinen Tochter.

Anja war in die Kammer gerannt, in der die Kinder schliefen, wenn sie bei ihrem Vater waren. Als Quirin leise an den Türbalken klopfte und hereintrat, lag sie auf dem Bett, das Gesicht im Kissen vergraben, und weinte.

Quirin setzte sich auf den Bettrand und legte seine Hand auf die zuckende Schulter des Mädchens. «Wir haben euch schon

verstanden», sagte er behutsam, «aber ihr müsst auch versuchen, uns zu verstehen. Schau, deine Mama will unbedingt
ihre Apotheke weiter führen. Schließlich hat sie den Beruf
lange studiert, und die Arbeit macht ihr Spaß. Aber mir macht
meine Arbeit hier draußen auf dem Land mindestens genau
soviel Freude. Jeder hat vom anderen erwartet, dass er nachgibt
und seine eigenen Wünsche zurückstellt. Aber wir haben beide
einen Dickkopf, und darüber ist es dann so oft zum Streit gekommen …»

«Aber warum?», unterbrach ihn Anja unter Tränen. «Kann
man da nicht vernünftig miteinander drüber reden?»

Quirin nickte schuldbewusst: «Sollte man eigentlich können, aber wir können's scheint's, nicht.»

Gerlinde kam herein. «Da ist ein Anruf für dich, Quirin.
Die Marlies Goll. Ob du nicht nochmal nach dem Osman
schauen könntest, er sei die Nacht über so furchtbar nervös gewesen.»

Der Tierarzt fürs Grobe

In Marlies Golls Tiergarten war bei allen Tieren eine Unruhe
zu spüren, wie sie Quirin bei seinem letzten Besuch nicht aufgefallen war. Irgendetwas war anders. Marlies berichtete, dass
in der vergangenen Nacht jemand alle Gehege geöffnet habe.
Sie habe den ganzen Morgen zu tun gehabt, um mithilfe ihrer
Hündin die Tiere wieder einzusammeln.

Während Quirin dem schwarzen Puma den Verband abnahm und den verletzten Lauf vorsichtig mit Salbe einstrich,
erfuhr er, dass Hallhuber neulich Marlies aufgefordert hatte,
die wilden Tiere wegzuschaffen. Die hätten hier im Tal nichts

zu suchen und würden bei den Bauern böses Blut machen. Es sei ein guter Rat, nicht mehr, aber auch nicht weniger.

«Schon wieder der Hallhuber!» Quirin tätschelte dem Puma den Kopf und lobte seinen Patienten, während er einen neuen Verband anlegte: «Bist ein richtiger Musterpatient. Bald ist die Sach ausg'standen und du kannst wieder rennen wie eh und je.»

Auf dem Rückweg machte Quirin einen kleinen Umweg. Er wollte sich auf dem Gestüt als der neue Tierarzt vorstellen. Es war immer gut, man kannte sich, bevor ein Notfall eintrat. Das galt ganz besonders für Pferdebesitzer.

Er kam nach einer kleinen Anhöhe über eine Kuppe. Unter ihm, in einer weiten Senke, lag das Gestüt. Ein Bach schlängelte sich durch die Wiesen. Die Stallungen – breite, lang gezogene Fachwerkgebäude mit wuchtigen, rot leuchtenden Dächern – hockten unter hohen Tannen. Auf den ausgedehnten Weiden standen Jahrgangsherden. Immer wieder galoppierten einzelne Tiere ausgelassen über die Koppel.

Quirin hielt seinen Pick-up an. Was er hier sah, musste ein Stück vom Paradies sein. Hufeklappern und das Schnauben eines Pferdes schreckten ihn aus seinen Träumen auf.

«Haben Sie sich verfahren?», fragte eine helle Frauenstimme.

Quirin sah neben sich nur die Flanke eines Pferdes. Er musste den Kopf aus dem Autofenster schieben, um die elegante junge Frau sehen zu können, die hoch zu Ross dicht neben ihm stand und ihm vom Rücken des Pferdes herab zulächelte.

Sie war höchstens achtzehn Jahre alt, hatte lange blonde Haare, die unter einer schwarzen Reitermütze hervorquollen, und hellblaue Augen, die unternehmungslustig blitzten. Ihr Sitz auf dem eleganten Rappen war mustergültig. In der rechten Hand hielt sie eine Reitgerte, mit der linken hatte sie lässig die Zügel ihres Pferdes gefasst.

«Nicht, wenn das da unten das Gestüt der Frau von Karlshagen ist», erwiderte Quirin. «Ich bin der neue Tierarzt und wollte mal grüß Gott sagen».

«Das trifft sich gut, da kann ich Sie gleich vor meiner Mutter warnen», kam es von oben zurück.

«Wieso warnen? Empfängt sie Besucher mit dem Schießeisen?»

«Nein, aber sie besteht darauf, dass die Pferde von Dr. Molfenter betreut werden, den sie jedes Mal extra aus der Stadt kommen lässt.» Die Reiterin stieg von ihrem Pferd und tätschelte dem Hengst den Hals. Das Tier gab durch ein wohliges Schnauben zu erkennen, wie sehr es die kleine Liebkosung genoss.

«Ich kenn' den Kollegen.» Quirin stieg nun aus seinem Pickup. «Mein Fall ist er nicht.»

«Ein eingebildeter Lackaffe ist das, wenn Sie mich fragen.» Die junge Frau nahm die Reitermütze ab und schüttelte ihre Locken.

«Ich bin der Quirin Engel», sagte der Tierarzt.

«Annette von Karlshagen.» Die Reiterin erwiderte den festen Händedruck.

«War vielleicht keine so gute Idee, auf dem Gestüt Ihrer Mutter vorbeizuschaun?»

«Sie sehen nicht so aus, als würden Sie Schwierigkeiten aus dem Weg gehen», erwiderte Annette keck. «Traun Sie sich ruhig in die Höhle der Löwin, sie faucht zwar manchmal, aber gebissen hat sie bisher noch keinen.»

«Dann bin i vielleicht der Erste.»

«Wetten, ich bin schneller da?», Annette schwang sich elegant in den Sattel.

Aber Quirin verzichtete auf die Wette. «Ich will ja nicht gleich zum Einstand die Zäune rasieren!»

Er setzte sich ins Auto und sah der Reiterin zu, wie sie im gestreckten Galopp über die nächste Anhöhe verschwand.

Als sie unten angekommen war, stieg Annette vom Pferd und löste die Sattelgurte, während sie auf den Pickup von Quirin wartete. Sie bedankte sich bei dem Stallburschen, der ihr den Sattel abnahm und in die Stallungen trug. Als ihre Mutter mit Dr. Molfenter aus dem Haus kam, sagte sie mehr zu sich selbst: «Das passt!» und führte den Hengst an den beiden vorbei in den Stall.

«Wie war's?», erkundigte sich die Mutter.

«Ganz okay», erwiderte Annette kurz angebunden und verschwand im Stall, ohne Dr. Molfenter auch nur eines Blickes zu würdigen.

Frau von Karlshagen entschuldigte sich bei dem Tierarzt. «Höflichkeit zählt nicht zu ihren Stärken, aber so sind sie halt, die jungen Leute. Sie tun nur, wozu sie gerade Lust haben.»

«Disziplin», erwiderte Dr. Molfenter, «es fehlt ihnen an Disziplin. Aber man ist ja heutzutage schon froh, wenn sie sich überhaupt mit Tieren beschäftigen und ein Interesse für die Natur zeigen.»

Quirins roter Pick-up fuhr auf den Hof. Der Tierarzt stieg aus und kam herüber. «Frau von Karlshagen?»

«Ja, was wünschen Sie?» Die Ähnlichkeit mit der Tochter war unverkennbar. Auch Bettina war hoch gewachsen, sehr schlank und trug ihre blonden Haare schulterlang. Ihre blauen Augen changierten ins Grau und verliehen ihrem Blick eine kühle Distanz. Auffallend waren die hohen Wangenknochen und der schmale Mund.

«Ich war grad' in der Nähe und wollte mich bei der Gelegenheit bei Ihnen vorstellen.» Er reichte Frau von Karlshagen die Hand, aber sie übersah seine Geste.

«Das ist mein Kollege Dr. Engel», sagte Molfenter. «Er macht hier den Landtierarzt – drüben in Hinterskreuth.»

Bettina von Karlshagen maß Quirin Engel mit einem langen, abschätzenden Blick. «Ja und? Ich hab Sie nicht gerufen.»

Die Gutsherrin sah zu Dr. Molfenter hinüber. «Wir sind hier gut versorgt.»

Molfenter nickte eifrig. «Ich betreue die Pferde von Frau von Karlshagen schon seit Jahren. Aber keine Sorge, Herr Kollege, ansonsten komme ich Ihnen hier draußen gewiss nicht ins Gehege. Ich praktiziere nur in der Stadt, wo ich auch einen Lehrauftrag an der Universität habe.» Und mit einem Lächeln in Richtung Gutsherrin fuhr er fort: «Für Frau von Karlshagen mache ich eine Ausnahme. Die wertvollen Tiere kann man nicht jedem anvertrauen, da braucht es schon ein bisschen mehr als das Wissen eines Wald- und Wiesenveterinärs.»

«Der kleinste Fehler hätte fatale Folgen», ergänzte die Gutsherrin und betrachtete herablassend Quirins Kleidung. Das Hawaiihemd und die zerknitterten Hosen passten so gar nicht in ihr Bild eines Tierarztes, von dem feuerroten, amerikanischen Auto ganz zu schweigen.

«Ich wusste gar nicht, dass es zweierlei Tierärzte gibt: einen fürs Feine und einen fürs Grobe?»

Frau von Karlshagen war irritiert, dass dieser Landtierarzt sich jetzt seinerseits über sie lustig zu machen schien. Aber Quirin war schon auf dem Weg zu seinem Pick-up, ehe ihr eine passende Antwort darauf einfiel.

«Sie sehen, wir brauchen Ihre Dienste nicht!», rief sie ihm nach, um das letzte Wort zu haben.

«Wollen's hoffen!», rief Quirin zurück und schwang sich in den Fahrersitz.

Er startete den Motor und winkte zum Abschied. Erstaunt sahen sich der Arzt und die Gutsherrin an, bis sie bemerkten, dass der Gruß nicht ihnen, sondern Annette galt, die gerade aus dem Stall kam.

«Kennst du den Mann etwa?», fragte die Mutter mit einer gewissen Strenge in der Stimme.

«Schon möglich.»

«Dieser Dr. Engel hat wohl gedacht, hier wäre was für ihn zu holen», warf Molfenter ein.

«Da hat er sich aber gründlich getäuscht!» Bettina von Karlshagen schlug kurz mit ihrer Reitgerte gegen den Stiefelschaft.

«Also, ich finde den neuen Doktor nett, du nicht?», fragte Annette mit einem spitzbübischen Lächeln. «Papa hätte ihn bestimmt gemocht.»

«Dein Vater ist seit vier Jahren unter der Erde, und ich leite jetzt das Gestüt!» Bettina stampfte ärgerlich mit dem Fuß auf, während Dr. Molfenter betreten zur Erde sah. Er und der verstorbene Herr auf Gestüt Karlshagen hatten sich nie verstanden.

In der Ruhe liegt die Kraft

Der Montag begann, wie Quirin es sich gewünscht hatte. Das Wartezimmer war voll, als er um neun Uhr das flache Holzgebäude betrat, das ihm als Praxis diente. Es stand etwas abgesetzt von dem Hofgebäude mitten in der Blumenwiese, die sich vom Haus bis zum Waldrand hinabsenkte. Drei Hunde, zwei Katzen, ein Papagei, zwei Meerschweinchen, ein Hamster und ein Wellensittich warteten darauf, behandelt zu werden.

Die Tiere saßen still und zum Teil verängstigt da, während ihre Frauchen und Herrchen sich laut und angeregt unterhielten. Quirin überschlug die möglichen Einnahmen dieses Vormittags und war mit dem Ergebnis seiner Kopfrechnung zufrieden.

Zuerst war die Schildkröte dran. Sie heiße Agamemnon, sei vom Balkongeländer gefallen, sagte ihre Besitzerin, ein etwa zehnjähriges Mädchen, und jetzt könne sie nicht mehr richtig laufen.

Quirin untersuchte das Tier und nickte: «Ja, das glaube ich, sie ist so ungeschickt gefallen, dass sie beide Hinterbeine gebrochen hat.» Zudem hatte der Panzer etwas abgekriegt. «Der ist einfach zu flicken», sagte Quirin, «da nehmen wir Alleskleber.»

«Und das funktioniert?» Das Kind sah den Tierarzt ungläubig an.

«Deshalb heißt's ja Alleskleber ... Die Beine kann man freilich nicht kleben, die muss ich schienen. Aber wie soll der Feldherr dann laufen?»

«Der Feldherr, was denn für ein Feldherr?», fragte das Mädchen.

«Agamemnon war ein großer König und Heerführer im Trojanischen Krieg. Verheiratet mit Klytämnestra, aber die hat ihn später umbringen ...»

«Ui!», machte das Mädchen.

«Weißt' was? Wir bauen ihm so eine Art Rollstuhl.»

Langsam wurde der Doktor dem Mädchen unheimlich. «Ein Rollstuhl für eine Schildkröte? Das gibt's doch gar nicht!»

Quirin lächelte. «Wirst schon sehen!»

Zehn Minuten später hatte er die Hinterachse eines Spielzeugautos ausgebaut und sie, mitsamt den beiden Rädern, geschickt am hinteren Teil des Panzers befestigt. Er setzte das Tier nun behutsam auf seinen Behandlungstisch. Die Schildkröte bewegte ihre Vorderbeine wie in Zeitlupe. Die Räder begannen sich langsam zu drehen. Als das Tier bemerkte, dass es nun wieder vorwärts ging, beschleunigte es seine Gangart ein wenig. Das kleine Mädchen sah begeistert zu.

Der letzte Patient an diesem Tag, ein Goldhamster, der an einem Eiterzahn litt, war verarztet. Quirin wischte den Behandlungstisch sauber und kehrte den Boden. Da klingelte das Telefon. Am anderen Ende war Joseph Hallhuber.

«Es ist mir zwar unangenehm», sagte er, «aber ich hab hier heroben auf der Sonnwiesenalm eine hochträchtige Kuh, die hat Sauschwierigkeiten beim Kalben.»

Quirin machte sich sofort auf den Weg.

«Bauer sein is heutzutag schwer genug», empfing ihn Hallhuber, «aber dass ma dann auch no auf'n Viechdoktor ang'wiesen ist, das ist wirklich hart.»

Quirin schenkte es sich, darauf einzugehen. Er untersuchte die Kuh gründlich, dann streifte er sich den Gummihandschuh ab, der bis über den Ellbogen reichte, und wusch sich die Hände an einem Quellbrunnen, der den Kühen auch als Tränke diente. Das alles geschah, ohne dass er ein Wort mit Hallhuber gesprochen hätte.

Als der Tierarzt anschließend zu seinem Auto ging und mit einer Flasche Rotwein und zwei Gläsern zurückkam, bullerte der Bauer los: «Ja, wo sammer denn? Ich zahl Sie doch ned fürs Weintrinken!»

«In der Ruhe liegt die Kraft, Herr Hallhuber.» Mit diesen Worten zog Quirin den Korken aus der Flasche und goss das dunkelrote Getränk in die beiden Gläser, die er zuvor Hallhuber in die Hand gedrückt hatte. Dann verschloss er die Flasche wieder. «Warten müssen wir sowieso. Aber schauen S' doch selber, die Kuh is ganz ruhig, warum sollen wir uns dann aufregen? Keine Angst, den Wein setz ich nicht mit auf die Rechnung.»

Inzwischen war auf dem Gestüt der Frau von Karlshagen die Hölle los. Rocco, ein starker schwarzer Rappe, hatte Schaum vor dem Maul. Er stampfte wild und warf unwillig den Kopf hin und her.

Bettina von Karlshagen versuchte vergeblich, das Pferd zu beruhigen.

Ihr alter Stallmeister Mehringer kam dazu. «Der Herr Dr. Molfenter ist bei einer Fortbildung am Starnberger See.» Mehringer sah zu Boden. Er kannte das wütende Funkeln in den Augen der Gutsherrin, wenn nicht alles so lief, wie sie es wollte, und ihre Wutausbrüche waren gefürchtet.

«Und, wer macht die Vertretung?»

«Dr. Katzmann, aber der operiert gerade und kann nicht vor dem späten Abend hier sein.»

«Was tun wir denn jetzt? Es muss sofort etwas geschehen!» Bettina von Karlshagen war außer sich.

Annette kam angelaufen, sie hatte vom Stallburschen gehört, dass mit Rocco etwas nicht in Ordnung war, und ging sofort zu dem Rappen. Sie war geschockt. «Warum macht ihr denn nichts? Wir brauchen sofort einen Arzt!», rief sie verzweifelt. Mehringer schlug vor, den Dr. Engel zu rufen, aber die Gutsherrin fauchte: «Mehringer! Ich hab Ihnen klipp und klar gesagt, dass mir dieser Dr. Engel nicht ins Haus kommt!»

Doch der Stallmeister blieb jetzt stur: «D'Leut sagen, der Dr. Engel versteht sein G'schäft.» Er hob den Blick und sah der Gutsherrin fest in die Augen, entschlossen, den nächsten Tobsuchtsanfall ruhig über sich ergehen zu lassen.

Annette lief zum Telefon, das an der Stallwand montiert war, und wählte eine Nummer.

«Was wird das?», schnappte ihre Mutter.

«Ich rufe Dr. Engel an.» Da hatte sie auch schon Verbindung.

Gerlinde gab ihr Bescheid, ihr Schwiegersohn sei bei der Geburt eines Kalbes auf der Sonnwiesenalm. Dummerweise habe er sein Handy nicht dabei, «und die Nummer vom Hallhuber sei'm Handy hab ich nicht.»

Annette bat Mehringer, ihr ein Pferd zu satteln, und holte sich Helm und Handschuhe. Ihre Mutter sah widerwillig ein, dass es jetzt keinen Sinn mehr machte, sich der Tochter in den Weg zu stellen.

Im gestreckten Galopp jagte Annette ihr Pferd über Feld und Wiesen. Sie kannte jeden Baum und Strauch, und natürlich wusste sie auch den schnellsten Weg zur Sonnwiesenalm.

Quirin hob unterdessen sein Glas und prostete Hallhuber zu. Der zögerte noch. Immerhin war es der Tierarzt, der ihm den Milchstall zugemacht hatte, und jetzt sollte er mit ihm trinken?

«Sie werden scho noch lernen, mit wem Sie's machen können und mit wem nicht!» Mit dieser Drohung hob er dann doch noch sein Glas und prostete Quirin zu.

«Im Kierertal hört alles auf Ihr Kommando, Hallhuber ...» Quirin machte eine Pause. «... nur der verflixte Viechdoktor ned.» Er nahm die Flasche und füllte noch einmal die Gläser bis zum Rand.

«Die Leut' wissen halt, was das Beste für sie ist.» Hallhuber trank jetzt einen großen Schluck und nickte anerkennend. «Der Wein is ned schlecht!»

Die Kuh wurde unruhig.

Quirin verkorkte rasch die Flasche und meinte: «Mir scheint, die Rosl is so weit.» Dann nahm er ein Tuch und forderte Hallhuber auf, die Kuh zu halten. Sie sollte sich möglichst wenig bewegen, solange er versuchte, das Kalb im Leib zu drehen.

In dem Moment tauchte Annette von Karlshagen auf.

«Bleiben Sie, wo Sie sind! Ich kann Sie jetzt hier nicht brauchen!», rief Quirin und arbeitete konzentriert weiter. Geschickt wartete er dabei die Wehen ab, um das Leben des Kälbchens bei der Geburt nicht zu gefährden.

«Sie müssen sofort zum Gestüt kommen!», rief Annette aufgeregt. Als Quirin nicht reagierte, wurde sie lauter. «Haben Sie mich nicht gehört? Wie lang dauert das denn?» Sie konnte nicht verstehen, warum sie der Tierarzt ignorierte.

Jetzt wurde es Quirin zu bunt. «Das dauert so lang, bis das Kalb auf der Welt ist.»

«Aber bei uns verendet ein wertvoller Zuchthengst! Sie werden doch unseren Rocco nicht wegen einer Kuh im Stich lassen!» Annette war fest davon überzeugt, dass Quirin spätestens jetzt alles liegen und stehen lassen würde, um so schnell wie möglich zum Gestüt zu fahren.

Hallhuber blickte von Annette zu Quirin, er war sich nicht sicher, was der Tierarzt jetzt tun würde.

Aber für den gab es da überhaupt keinen Zweifel. «Bleib ruhig, Alte», sagte er zu der Kuh, «wir werden das Kind schon schaukeln.»

Als die junge Frau nun auch noch wissen wollte, was so eine Kuh koste, platzte ihm endgültig der Kragen. «Wir sind hier nicht bei der Viehversteigerung, falls Ihnen das noch nicht aufgefallen ist! Und wenn S' nicht augenblicklich von Ihrem hohen Ross runterkommen und die Kuh halten, vergess ich, dass wir je miteinander geredet haben!»

Das half. Annette stieg ab und tat, was man von ihr verlangte. Sie hatte offenbar verstanden, dass hier der Wert eines Zuchthengstes nach anderen Maßstäben berechnet wurde, als sie es von zu Hause gewohnt war.

Sie redete beruhigend auf die Kuh ein, während das Kalb geboren wurde.

Quirin rieb das Neugeborene mit Stroh ab und wartete, bis die Mutter begann, es trockenzulecken. «Was fehlt denn dem Hengst?», fragte er dann unvermittelt.

Annette berichtete von den kolikartigen Anfällen, bei denen Rocco kaum noch Luft bekam.

«Weiß denn Ihre Mutter, dass Sie mich holen?»

«Ja, sicher!»

Hallhuber wollte die Rechnung gleich bezahlen. «Einem Hausierer und dem Tierarzt gibt man das Geld besser sofort, sonst kommt er öfter, als einem lieb ist.»

Quirin hatte jetzt jedoch keinen Nerv mehr, sich mit der Bezahlung zu beschäftigen. Hastig packte er seine Tasche und stieg in den Pickup. Annette schwang sich auf ihr Pferd und preschte voraus.

Pferdeboxen-Blues

Quirin nahm einen schmalen, steilen Bergweg und war vor Annette beim Gestüt.

Aus den Stallungen kam ihm Bettina von Karlshagen entgegen. «Das wurde aber auch Zeit!»

«Grüß Gott erst amal», erwiderte Quirin. «Wo steht denn der Rocco?»

«Ich geh voraus. Unter normalen Umständen hätte ich Sie nicht geholt, das ist Ihnen hoffentlich klar.»

Jetzt platzte dem Tierarzt doch der Kragen: «Also, erstens haben nicht Sie mich geholt, sondern Ihre Tochter Annette, und ich komm auch nicht Ihretwegen, sondern wegen einem kranken Tier!»

Rocco war noch unruhiger als zuvor. Mehringer versuchte, den Hengst zu beruhigen. Vorsichtig betrat Quirin die Box und zeigte sich dem Tier. Er machte das immer so bei Pferden, die ihn noch nicht kannten. Beruhigend sprach er auf den kranken Hengst ein und begann dann, ihn vorsichtig abzuhören.

Annette kam dazu, sie war außer Atem von dem scharfen Ritt und würdigte ihre Mutter keines Blicks.

«Eine Kolik ist das nicht», konstatierte Quirin. «Ich geb ihm jetzt eine Spritze, die den Kreislauf stabilisiert. Dann muss der Rappe so bald wie möglich in eine Klinik.»

«Was soll das denn, sind Sie nicht in der Lage, das Pferd hier zu behandeln?» Die Gutsherrin hatte nichts von ihrer Arroganz verloren.

«Es könnte sich um eine Herzerkrankung handeln, aber das kann ich so nicht mit Sicherheit feststellen.» Der Tierarzt öffnete seinen Koffer, um die Spritze vorzubereiten.

Bettina von Karlshagen wollte nicht glauben, was sie da hörte. «Die Symptome dafür wären einem Spezialisten wie Dr. Molfenter längst aufgefallen! Es handelt sich bei Rocco immerhin um einen unserer wertvollsten Zuchthengste!»

«Ist das Pferd in den letzten Tagen übermäßig strapaziert worden?», wollte Quirin wissen.

Mehringer holte Luft, um etwas zu sagen, unterließ es aber nach einem scharfen Blick der Gutsherrin. Quirin war das entgangen, da er gerade damit beschäftigt war, die Spritze aufzuziehen.

«Wir haben ganz normal mit ihm trainiert», meinte Bettina

von Karlshagen. Er ist diese Woche zwei Rennen gegangen, für so ein kräftiges Tier ist das kein Problem.»

«Rocco hat beide Rennen gewonnen», ergänzte Annette voller Stolz.

Quirin horchte auf. Ein Pferd in diesem Zustand sollte vor kurzem zwei Rennen gewonnen haben? «Hat er irgendwelche Aufputschmittel bekommen?» Quirin rechnete nicht damit, dass ihm Bettina von Karlshagen die Wahrheit sagen würde.

«Was reden Sie denn da?», ereiferte sich denn auch die Gutsherrin. «Sie wollen uns doch nicht allen Ernstes unterstellen …»

«Das war keine Unterstellung, sondern eine einfache Frage, die Sie genauso einfach beantworten können, wenn's recht is.»

Quirin setzte die Spritze. Der Einstich versetzte Rocco zuerst einmal in Panik. Mehringer hatte Mühe, das kranke Tier zu halten. Der Tierarzt wartete geduldig, bis die Wirkung des Medikaments einsetzte, während Frau von Karlshagen nervös vor der Box auf und ab ging.

«Ich weiß nicht, ob dieser Landtierarzt genug von Pferden versteht», flüsterte sie Annette zu, die ihre Mutter bat, nicht so nervös zu sein.

Quirin forderte die Gutsherrin auf, den Stall zu verlassen. «Es ist wichtig, dass Rocco jetzt zur Ruhe kommt und durch nichts irritiert wird. Ich bleib bis morgen hier. Und wenn er die Nacht überlebt, muss er in die Klinik. Aber ich sage Ihnen gleich: Ich kann keine Garantie dafür übernehmen, dass er den Transport übersteht.»

Bettina von Karlshagen und ihre Tochter sahen sich entsetzt an. Sie hatten offenbar beide den Ernst der Lage immer noch nicht begriffen.

Annette fragte leise: «Steht es wirklich so schlecht um ihn?» Ihre Stimme zitterte.

«Wenn es das ist, was ich vermute, wird er nie wieder ein Rennen laufen.» Quirin sagte das mit einem unverhohlenen Vorwurf in der Stimme. «Am besten, Sie melden sich heute noch an, dass er morgen früh gleich untersucht werden kann.» Der Tierarzt begann, sich in einer Ecke der geräumigen Box ein Nachtlager zu richten. «Ich bleib bei ihm, für alle Fälle …»

Bettina von Karlshagen war, ganz gegen ihre Gewohnheit, schweigsam geworden. Sie hatte noch nie erlebt, dass sich ein Tierarzt neben einem ihrer Pferde ein Lager richtete, um rasch helfen zu können. «Ich lass Ihnen ein Abendbrot bringen», sagte sie noch, ehe sie den Stall verließ.

Auch Annette war erschöpft von dem wilden Ritt und der Aufregung um Rocco. Bevor sie ging, wollte sie sich aber noch für ihren Auftritt bei Hallhuber entschuldigen. «Leben ist immer wertvoll, egal um welches Tier es sich handelt, das hab ich heute begriffen.» Verlegen trat sie von einem Fuß auf den anderen. «Und … danke!», sagte sie im Gehen.

«Da hat aber unsre junge Gutsherrin heute einiges dazugelernt», sagte der Tierarzt mehr vor sich hin, aber doch so laut, dass es Mehringer hören konnte.

«Sie muss nur aufpassen, dass sie sich nicht den Ton ihrer Mutter angewöhnt, sonst ist sie eigentlich ganz in Ordnung», meinte der nachdenklich. «Ihr fehlt halt der Vater, die beiden haben sich wirklich gut verstanden.»

Nachdem Quirin Gerlinde Bescheid gegeben hatte, dass er die Nacht über auf dem Gestüt bleiben würde, machte er es sich auf seinem Lager in Roccos Box bequem. Die Strohballen hatte er so aufgeschichtet, dass man bequem sitzen konnte. Er zog aus der Tiefe seiner Hosentasche eine kleine, silberglänzende Mundharmonika und begann einen langsamen, schwermütigen Blues zu spielen.

Annette von Karlshagen, die mit einem Imbiss auf dem Tablett vom Wohnhaus her kam, blieb im Boxengang stehen. Sie wollte das melancholische Spiel auf keinen Fall unterbrechen. Erst als Quirin sein Instrument absetzte, ging sie auf ihn zu.

«Das hab ich ja noch nie erlebt, dass jemand einem kranken Pferd was vorspielt!», meinte sie voller Bewunderung und stellte das Tablett auf einen Strohballen.

«Der Rocco ist ruhiger, wenn er nicht allein ist, und es sieht fast so aus, als würd ihm die Musik gefallen.» Quirin schenkte sich ein.

«Lassen Sie sich's schmecken, Herr Dr. Engel.» Und mit einem Zittern in der Stimme stotterte sie leise: «Kann er … Glauben Sie … Wird Rocco am Leben bleiben?»

Quirin sah die junge Frau an. Er wollte nicht lügen, ihr aber auch nicht unnötig Angst machen. «Bevor er nicht geröntgt ist, kann ich wirklich nix Bestimmtes sagen. Merkwürdig ist nur, dass dem Dr. Molfenter gar nichts aufg'fallen sein soll an dem Rappen. So was kündigt sich meistens an, wenn man ein Tier aufmerksam untersucht.»

«Der beschäftigt sich doch mehr mit meiner Mutter als mit den Pferden!», platzte es aus ihr heraus. Dann aber wollte Annette sich lieber nicht weiter über dieses heikle Thema unterhalten. Rasch drehte sie sich um und wünschte im Gehen noch eine gute Nacht.

Mehringer, der auf der anderen Seite der Stallungen Tiere versorgt hatte, kam vorbei, um noch einmal nach Rocco zu sehen.

«Ein Dr. Molfenter würde nie über Nacht bei einem Tier bleiben», brummte er. Der hat überhaupt kein Herz, dem geht's nur um seine Karriere und ums Geld.»

«Und warum beschäftigt die Frau von Karlshagen so einen?», wollte Quirin wissen.

«Ganz einfach: Weil der bereit ist, aus einem Tier das Letzte herauszuholen.» Der Stallmeister sagte das voller Abscheu.

«Können S' mir das genauer erklären?»

«Der setzt schon mal ein Turnierpferd ein, auch wenn er genau weiß, dass es nicht gesund ist», schnaubte Mehringer. «Das Risiko, dem Tier dabei zu schaden, geht der ein, ohne mit der Wimper zu zucken.»

«Wolln S' damit sagen, dass er Pferde auch schon einmal fit spritzt, damit's überhaupt starten können?» Quirin konnte nicht glauben, was er da hörte.

«Ich hab schon zu viel gesagt. Für mich wird es Zeit. Ich wünsche Ihnen eine ruhige Nacht!» Nachdenklich stieg der alte Mann die schmale, steile Holztreppe zu seinem Verschlag hinauf.

Quirin rutschte im Stroh so lange hin und her, bis er sich mit dem Körper eine bequeme Kuhle gegraben hatte. Es dauerte nur kurz, und er begann regelmäßig zu atmen. Lange sollte seine Nachtruhe nicht währen.

Zwei Stunden später begann Rocco seinen Kopf wild hin und her zu werfen, er röchelte. Aus dem Tiefschlaf sprang Quirin auf – aber bevor er bei dem Tier war, brach es schon in die Knie. Er konnte gerade noch den großen Kopf in seine Arme nehmen, bevor sich das Pferd zur Seite legte.

«Ruhig, Rocco, ganz ruhig, wir schaffen das schon!»

Mit dem Fuß angelte er nach seinem Koffer, dann öffnete er ihn mit einer Hand, während die andere den Kopf des Tieres hielt.

Aber es war bereits zu spät. Ein Zucken ging durch den kräftigen Körper. Quirin musste hilflos zusehen, wie dieses prächtige Tier starb. Er ließ seine Stirn gegen die des Pferdes sinken.

Die Traurigkeit, die in ihm aufstieg, ließ erst seinen Atem stocken, dann begannen die Schultern zu zucken, schließlich ergoss sich ein Strom von Tränen auf das schwarz glänzende Fell des Hengstes.

Quirin wusste nicht, wie lange er so dagesessen hatte. Der fahle Lichtschimmer des Mondes drang durch die staubigen Oberlichter in den Stall. Behutsam legte er den gewaltigen Kopf aufs Stroh, dann richtete er sich mühsam auf und suchte den Pfeiler, wo das Telefon war.

Mehringer, der in Kleidern geschlafen hatte, kniete bereits neben dem toten Tier, als Bettina und Annette von Karlshagen im Morgenmantel den Stall betraten. Annette sank sofort zu Boden, umarmte das Pferd mit beiden Händen und küsste zärtlich seine Stirn. Auch ihr liefen die Tränen über die Wangen.

Bettina aber stand breitbeinig und voller Zorn da. «Ich hab gewusst, dass Sie der falsche Arzt für meine Tiere sind!»

Quirin sah sie aus schmalen Augen an. Er konnte nicht glauben, was er da hörte. «Wenn ich nicht so müd wär', würde ich drauf bestehen, dass Sie sich sofort bei mir entschuldigen», sagte er traurig und begann seine Tasche zu packen.

Aber die Gutsherrin war noch nicht fertig. «Sie hätten das Tier retten müssen! Ich werde Ihnen eine Schadenersatzklage an den Hals hängen, an die Sie noch lange denken werden! Einem Dr. Molfenter wär so was nicht passiert!» Ihre Augen funkelten böse.

«Hör auf, Mutter!», schluchzte Annette.

Mehringer schüttelte verständnislos den Kopf. «Sie tun dem Herrn Dr. Engel unrecht. Er hat getan, was möglich war.»

«Mischen Sie sich gefälligst nicht in Dinge ein, die Sie nichts angehen!», schrie Bettina den alten Mann an.

Quirin nahm seine Tasche und wollte schon wortlos gehen, doch dann drehte er sich noch einmal zu der Gutsherrin um: «Von Pferden verstehn S' nix, von Menschen verstehn S' nix, ich frag mich, was Sie auf einem Gestüt verloren haben.»

Bettinas Stimme überschlug sich, als sie Quirin hinterherschrie: «Sie betreten mein Gut nie wieder, haben Sie mich verstanden? Nie wieder!»

Der Stallmeister

In Jacos Werkstatt brannte schon Licht. Quirin stellte seinen Wagen ab und klopfte an die Scheibe.

Der Freund sah kurz hoch, dann humpelte er zum Tor. «Vor dir is ma zu keiner Zeit sicher», begrüßte er Quirin lachend. Dann bemerkte er dessen Stimmung. «Aus'm Freudenhaus kommst nicht grad.»

«Ich komm vom Gestüt. Kennst du die Bettina von Karlshagen?» Quirin setzte sich mit lautem Stöhnen auf die Werkbank. «Ich frag mich langsam, ob's eine gute Idee war, hier im Kierertal anzufangen.»

«Seit ich ihr amal g'sagt hab, sie muss warten wie alle andern auch, bringt S' ihr Auto nach München zur Wartung.» Jaco holte ein Bier für Quirin aus dem Eisschrank. «Spül's runter! Ich bin heilfroh, dass ich mit der nix mehr zu schaffen hab.»

«Die gibt mir die Schuld, dass ihr wertvollster Zuchthengst verendet is. Dabei hat der Rocco scho was g'habt, bevor ich kommen bin, und ich wette, sie hat's g'wusst!» Quirin nahm einen Schluck aus der Flasche.

«Hast an guten Anwalt?» Jaco sah ihn besorgt an. «Bei der

musst dich warm anziehn! Die ist bekannt dafür, dass sie wegen allem und jedem prozessiert.»

«Der Kadaver muss untersucht werden, sonst kann ich nicht beweisen, dass da schon was war. Mein Ruf als Tierarzt steht auf'm Spiel. Und wenn ich für den Schaden aufkommen müsst, könnt ich meine Praxis gleich zumachen.» Quirin leerte den Rest der Flasche in einem Zug. Mehringer hat davon geredet, dass der Molfenter manchmal ein krankes Pferd fit spritzt, damit's beim Rennen starten kann.»

«Das kann scho sein.» Jaco kratzte sich nachdenklich am Kopf. «Es hat amal a G'rücht gebn – aber die Studierten halten z'samm, denen kannst nie was nachweisen.»

Quirin machte Jaco darauf aufmerksam, dass er auch ein «Studierter» sei, aber davon wollte der nichts wissen. «Es gibt solche und solche, und du g'hörst zu die solchenen!»

Draußen wurde es langsam hell. Die erste Amsel suchte nach ihrer Melodie, die ihr erst nach einigen Anläufen gelang.

Quirin dankte Jaco für seine «tröstlichen» Worte. «Hast mich richtig aufgebaut.»

Aber der lachte nur: «Seit wann brauchst du an Trost? Gib zu, dass du auf mei Bier scharf g'wesen bist!»

Quirin wusste, dass es keinen Sinn hatte, jetzt noch schlafen zu gehen. Also stellte er den Pickup in den Hof und holte Pfeil und Bogen aus dem Schuppen.

Die Morgensonne warf lange Schatten über die Wiese hinter dem Haus. Das Gras war triefnass vom Tau. Dr. Knoll, der vor der Tür auf seinen Herrn gewartet hatte, verfolgte das Spannen der Sehne und rannte dem Pfeil hinterher, als könnte er ihn im Flug einholen. Quirin musste ihn zurückrufen, damit er freie Schussbahn hatte.

Das hatte der Hund nach kurzer Zeit begriffen. Er rannte

zwar immer noch in seiner Begeisterung dem Pfeil ein Stück nach, kam dann aber ohne Kommando wieder zurück, um den nächsten Schuss abzuwarten.

Wenn alle Pfeile verschossen waren, lief er bis zur Scheibe voraus und wartete dort, bis Quirin sie aus dem dichten Strohgeflecht herausgezogen hatte. Seine große Stunde schlug aber immer dann, wenn ein Schuss danebenging. Auf das Kommando «Such!» rannte er los, und es dauerte nie lange, bis er den Pfeil zurückbrachte. Manchmal verschoss Quirin dem Hund zuliebe absichtlich einen Pfeil.

Bettina von Karlshagen kam zu dieser Zeit von ihrem morgendlichen Ausritt zurück. Mehringer nahm ihr das Pferd ab, um es in den Stall zu bringen und zu versorgen.

Ganz gegen ihre Gewohnheit folgte sie ihm. «Ich habe meinen Rechtsanwalt für heute Nachmittag bestellt.»

Mehringer sagte nichts dazu. Er kümmerte sich um das Tier.

«Er wird auch mit Ihnen ein paar Worte reden wollen, halten Sie sich also zur Verfügung.»

«Mit mir?»

«Wir brauchen Ihre Zeugenaussage gegen diesen Dr. Engel.»

Jetzt horchte der Stallmeister auf. Deshalb war sie ihm also bis in die Box gefolgt. «Ich wüsste nicht, was ich gegen den Tierarzt aussagen sollte...» Er rieb das Fell des Pferdes trocken.

«Der Mann hat getrunken. Dann ist er eingeschlafen, statt sich um Rocco zu kümmern. Das war ein schweres Versäumnis.»

«Wenn Sie auf mich gehört hätten, könnte der Rocco heute noch leben.» Mehringer sagte das, ohne seine Arbeit zu unterbrechen. Er kannte das Risiko, das er damit einging.

«Ich bin bisher davon ausgegangen, das Sie genau wissen, wo Sie hingehören, Mehringer. Wie lange sind Sie jetzt bei uns?»

«Lange genug, um zu wissen, was passiert, wenn man ein Rennpferd spritzt, damit es keine Schmerzen mehr spürt.»

Der Gutsherrin stockte der Atem. An ihrer Schläfe trat eine dünne blaue Ader hervor. «Was maßen Sie sich eigentlich an? Was verstehen Sie denn von moderner Tiermedizin? Überhaupt nichts!»

«Dr. Molfenter wird dem Rechtsanwalt hoffentlich sagen, was er Rocco gespritzt hat.» Der Stallmeister blieb erstaunlich ruhig.

Diese Selbstsicherheit kannte Bettina nicht bei ihm. «Wenn Sie so weitermachen, können Sie Ihre Papiere holen!»

Mehringer hatte nun begonnen, das Pferd in gleichmäßigen Strichen zu striegeln. Ohne aufzusehen, sagte er: «Ist gut.» Liebevoll tätschelte er den Hals des Tieres, das daraufhin den Kopf an seiner Schulter rieb.

Die Gutsherrin konnte nicht mehr zurück. «Ich habe mir ohnehin Gedanken gemacht, ob es nicht an der Zeit wäre, einen jungen, kräftigen Stallmeister einzustellen. Ich sehe doch, dass es Ihnen zunehmend schwerer fällt, die Arbeit zu bewältigen.»

Sie verließ wütend die Stallung. Mehringer schaute ihr nach, und die Entschlossenheit in seinem Blick wich langsam einer großen Trauer.

Als sie in der Wohnung war, rief Bettina von Karlshagen Dr. Molfenter an.

Der zeigte sich wenig erfreut, als sie ihm erzählte, sie habe ihren Stallmeister entlassen. «Der Mehringer versteht mehr von Pferden als viele Züchter, und genau das ist ja dann auch das Problem: Er weiß zu viel!»

Bettina biss sich auf die Unterlippe. Sie wusste, Molfenter hatte Recht. Ihr Blick ging zum Fenster hinaus. Drunten im Hof hatte Mehringer schon damit begonnen, seine Habseligkeiten in den betagten Kombi zu laden. Frau von Karlshagen überlegte sich einen Moment, ob sie ihn nicht doch zum Bleiben bewegen sollte. Aber es war ihr unmöglich, zu ihm hinunterzugehen und die drei Sätze zu sagen, die dafür nötig gewesen wären.

Als Dr. Molfenter am Nachmittag kam, stand der voll bepackte Kombi noch im Hof. Mehringer machte seine Runde bei den Pferden, um sich von jedem einzelnen zu verabschieden. Er kannte sie alle von Geburt an. Und sie kannten ihn wie einen guten Freund. Er war grade bei den Dreijährigen angekommen, und ohne Ausnahme trabten sie ihm entgegen und scharten sich um ihn, als ob sie spürten, dass er sie verlassen sollte.

Die Jahrgangskoppel lag dicht beim Hof. Molfenter schaute dem alten Stallmeister eine Weile zu. «Sie können diesen Mann nicht gehen lassen», sagte er schließlich zur Gutsherrin, die neben ihm stand. «Wir haben ihn sonst überhaupt nicht mehr unter Kontrolle!»

Der rote Pick-up mit Quirin am Steuer fuhr auf den Hof.

Bettina sah ihm wütend entgegen. «Der schon wieder. Dabei hab ich ihm untersagt, sich hier jemals wieder blicken zu lassen!»

Der Tierarzt grüßte mit einem Kopfnicken und ging zu Mehringer.

Das verschlug Bettina von Karlshagen vollends die Sprache. Hilflos sah sie Dr. Molfenter an, und als sie merkte, dass der gar nicht daran dachte, etwas zu unternehmen, zischte sie ihn an: «Tun Sie doch was!»

«Und? Sagen Sie mir auch, was?», giftete Molfenter zurück.

Bettina starrte ihn an. Hatten denn plötzlich alle den Respekt vor ihr verloren?

«Grüß Gott, Herr Mehringer», sagte Quirin schon, als er noch ein paar Schritte vom Stallmeister entfernt war. Er war unter der Holzbarriere durchgetaucht und trat nun zu Mehringer und den Pferden.

Dem alten Mann liefen die Tränen über die zerfurchten Wangen.

«Was ist denn passiert?», fragte Quirin.

«Ich hätte schon viel früher gehen sollen.»

«Sie haben gekündigt?»

«Nein, Frau von Karlshagen hat mich entlassen.»

«Hat das was mit dem Rocco zu tun?»

Mehringer nickte nur.

«Was war mit dem Hengst? Jetzt können Sie mir's doch sagen», drang Quirin in ihn.

Der Stallmeister hatte einem seiner Lieblingspferde grade auf der flachen Hand einen Zuckerwürfel gefüttert und tätschelte ihm nun den Nasenrücken. «Ich sag nichts.»

«Wie heißt der da?», fragte der Tierarzt.

Das Pferd rieb seinen Kopf an Mehringers Schulter. «Zampano, gezogen von Rocco. Er kommt ganz auf den Vater heraus.»

«Und wenn es ihm nun auch mal so ginge wie seinem Vater?»

Mehringer hob den Kopf und sah Quirin erschrocken an. «Sie meinen …?»

«Ja, ich meine, wenn er genauso überfordert würde, wenn ihm auch einer pausenlos Leistungen abverlangen würde, die er nicht bringen kann, und wenn er dann am Ende auch gedopt würde, bis er dran eingeht?» Er war mit jedem Satz lauter geworden.

Mehringer holte tief Luft, hob den Kopf, drückte das Kreuz durch und fragte: «Also, was wollen Sie wissen?»

«Was haben die zwei bloß so lange miteinander zu reden?», fragte Molfenter nervös. «Für mich steht da eine Menge auf dem Spiel. Mehringer weiß genau, was wir mit Rocco gemacht haben.»

«Nicht, was wir, sondern was *Sie* mit Rocco gemacht haben», fuhr ihm die Gutsherrin in die Parade. «Ich habe Sie als Tierarzt gebeten, für das Pferd zu sorgen, ich habe nicht gesagt, dass Sie es umbringen sollen!»

«Wollen Sie damit sagen, ich ...», er schnappte nach Luft.

«Ich habe mich auf Ihre tiermedizinischen Kenntnisse verlassen, das ist alles.»

Jetzt kam Quirin auf sie zu.

«Ich habe Ihnen klar und deutlich erklärt, dass ich Sie auf meinem Gestüt nicht mehr sehen möchte», empfing ihn Frau von Karlshagen. «Das ist Hausfriedensbruch!»

Quirin kümmerte sich nicht um sie, sondern wandte sich an den Tierarzt. «Wie lautet denn Ihre Beurteilung der Todesursache, Herr Dr. Molfenter?»

Molfenter war mit einem Schlag ganz der solidarische Kollege. «Mein lieber Herr Dr. Engel, das hätte jedem von uns passieren können. Vielleicht sogar mir. Das Pferd hatte eine Lungenembolie. So etwas kommt oft völlig überraschend und lässt sich nicht ohne weiteres erkennen – zumal wenn man nicht die entsprechenden diagnostischen Mittel zur Hand hat.»

«Sind Sie sich mit Ihrer Diagnose ganz sicher?»

«Völlig! Man hat ja schließlich seine Erfahrungen ... und ich würde Ihnen dringend raten, Lungenembolie als Todesursache in den Dokumenten zu vermerken. Es wäre auch für Sie das Beste!»

Quirin war überrascht. Für so dreist hätte er den Kollegen dann doch nicht gehalten. «Also, da warte ich doch lieber das Ergebnis der Obduktion ab.»

«Eine Obduktion kommt überhaupt nicht in Frage», sagte Frau von Karlshagen kühl.

«Aber ohne Obduktionsbericht wird die Versicherung nicht zahlen. Und darauf werden Sie ja wohl kaum verzichten wollen.»

«Den Totenschein kann Herr Dr. Molfenter ausstellen, er hat Rocco schließlich besser gekannt als Sie.»

«Genau das werfe ich dem Kollegen ja vor. Er hat dieses Pferd sehr gut gekannt und nichts unternommen, um es zu retten. Dieser Hengst hätte noch ein paar wunderbare Jahre haben können – hier auf den Weiden.»

«Rocco wird nicht obduziert, und damit basta! Er gehört mir, und über meinen Besitz bestimme immer noch ich ganz alleine!»

«Das werden wir ja sehen», entgegnete Quirin gelassen. Der Amtstierarzt kann unter diesen Umständen eine Untersuchung anordnen.»

«Rein theoretisch besteht diese Möglichkeit», meinte Dr. Molfenter. Aber ich kenne den Kollegen Dr. Binder ganz gut, der wird sich für so etwas nicht hergeben.»

In diesem Moment trat Mehringer mit seinen letzten Habseligkeiten aus dem Stallgebäude. Er verfügte zwar in Hinterskreuth über eine kleine Zweizimmerwohnung. Aber vor Jahren schon hatte er sich auf dem Heuboden einen Bretterverschlag gezimmert, um nah bei seinen Pferden sein zu können. Mit der Zeit war er immer seltener in seine Wohnung gefahren und hatte sich den Verschlag immer wohnlicher hergerichtet. Eigentlich hatte er gehofft, hier bis zur Rente bleiben zu können und vielleicht sogar darüber hinaus.

Jetzt kam er mit schweren Schritten über den Hof, um sich zu verabschieden. «Wiedersehen, Frau von Karlshagen.» Er wollte ihr die Hand reichen, aber die Gutsherrin ignorierte die Geste.

«Adieu», sagte sie nur knapp und wandte sich dann wieder an Dr. Molfenter. Der flüsterte ihr zu, sie solle doch um Himmels willen Mehringer nicht gehen lassen.

Quirin begleitete den alten Mann zu seinem klapprigen Kombi und wollte wissen, was er denn nun machen würde.

Mehringer blieb stehen und sah ihn an. «Zum Glück hab ich ja noch meine kleine Wohnung in Hinterskreuth, sonst stünde ich jetzt auf der Straße. Aber Arbeit ...? Wer nimmt denn einen, den die Freifrau gefeuert hat?»

Recht haben und Recht bekommen

Dr. Rufus Binder war ein kleiner, untersetzter Mann. Hinter den runden Gläsern seiner Brille, die wie ein Zwicker auf der Nasenspitze saß, funkelten listige kleine Äuglein. Ein grauer Haarkranz fasste seinen ansonsten kahlen Schädel ein. Wenn er aufstand und mit kurzen, elastischen Schritten in seinem Amtszimmer auf und ab ging, sah das immer aus, als tanze er.

Rufus Binder hatte es sein Leben lang geschafft, auf dem Weg des geringsten Widerstandes weiterzukommen. Einer seiner Lieblingssätze war: «Das entscheidet sich durch Liegenlassen!» Und tatsächlich verhielt es sich mit einer überraschend großen Anzahl von Amtsvorgängen so.

Sein Büro lag in einem Seitenflügel des Landratsamtes. Quirin bewunderte die Stuckdecke, während Dr. Binder einen Aktenordner aus dem Regal zog, auf dem «Seuchenbekämpfung» stand. Der Ordner war leer und erwies sich als Hülle für eine Flasche guten alten Cognacs.

Der Amtstierarzt schenkte zwei Gläser ein und reichte eines

Quirin. «Den bekommt jeder Kollege, wenn er das erste Mal zu mir aufs Amt kommt. Zum Wohl!»

Quirin Engel bedankte sich und schwenkte den goldgelb schimmernden Cognac im Glas, damit sich sein Duft entfalten konnte. Tief atmete er das volle Aroma ein.

«Können S' diese Regel nicht ausweiten auf ein zweites und drittes Mal?», fragte er, nachdem er einen Schluck genommen hatte.

«Aha, ein Kenner! Da haben wir ja sogar etwas gemeinsam.» Binder musterte seinen Besucher. «Aber Ihre Kleidung entspricht nicht gerade den Gepflogenheiten dieser Gegend, wenn ich mir diese Bemerkung erlauben darf.»

«Da sollten S' erst amal mein Auto sehn, das ist etwa der gleiche Jahrgang wie Ihr Cognac!»

Der Amtstierarzt räusperte sich. Man musste ja auf das eigentliche Thema von Quirins Besuch kommen. Umständlich begann er: «Rocco, gezogen von Bellami, Enkel des berühmten Galoppers Lord Nelson – Dr. Molfenter hat den Totenschein ausgestellt. Auf den ersten Blick ist alles in Ordnung.»

«Aber nur auf den ersten Blick.»

«Er scheint Sie ja nicht besonders zu mögen, der Herr Dr. Molfenter.» Binder zwinkerte mit seinen wasserblauen Äuglein.

Quirin trank den Cognac aus. «Das beruht durchaus auf Gegenseitigkeit. Aber was hat das mit dem Totenschein zu tun?»

Der Amtstierarzt zitierte aus dem Dokument: «Lungenembolie, möglicherweise unterstützt durch eine falsche Diagnose und Medikamentierung eines Kollegen, der mit hochgezüchteten Pferden keine Erfahrung hat.»

Quirin nahm ihm den Schein aus der Hand. Er wollte nicht glauben, dass Molfenter tatsächlich so weit gegangen war.

«Das Pferd ist letzte Woche in zwei Rennen geschickt worden. Wenn es schwach auf der Lunge gewesen wäre, wäre es schon beim ersten Rennen zusammengebrochen.»

«Wie lautet denn Ihre Diagnose, Herr Dr. Engel?» Binder schenkte Quirin noch einen Cognac nach.

«Ich wollt den Rocco gleich am nächsten Morgen in der Tierklinik untersuchen lassen, um eine exakte Diagnose stellen zu können. Leider hat das Pferd den Morgen nicht mehr erlebt. Aber nach allem, was ich beobachtet und am Stethoskop g'hört habe, hatte das Tier Herzprobleme.»

«Lieber Kollege, wer von uns hat sich da nicht schon einmal getäuscht? Herz ... Lunge ... Sie wissen, dass die Symptome sehr ähnlich sein können.»

«Eben! Deshalb wollt ich ja in die Klinik mit dem Tier, und deshalb brauchen wir auch eine Obduktion – um Klarheit in der ganzen Sache zu bekommen! Der Herr Dr. Molfenter hat immerhin schriftlich meine Qualifikation in Frage gestellt – übrigens ganz im Sinne der Freifrau von Karlshagen.»

Dr. Binder schüttelte die Finger, als ob er sie verbrannt hätte. «Das macht den Casus nicht leichter, lieber Kollege. Es wäre ein Fehler, sich ausgerechnet gegen die Freifrau zu stellen.»

«Für Sie oder für mich?»

«Für jeden! Das tut hier niemand, nicht einmal der Bürgermeister. Auch ich trinke ihren Cognac. Prosit!»

Entrüstet stellte Quirin sein Glas ab. «Wenn Sie mir das gleich gesagt hätten ...!»

Binder winkte ab. «Durch ein Glas Cognac ist noch kein Mensch korrumpiert worden. Aber davon mal abgesehen: Wenn Sie hier überleben wollen, heulen S' besser mit den Wölfen, das ist ein guter, kollegialer Rat. Ich werde übrigens im Zweifelsfall jeden Meineid schwören, dass keines meiner Worte so gefallen ist.»

Quirin schüttelte den Kopf. «Ich muss die Obduktion haben, wenn ich verhindern will, dass mir der Molfenter und die Karlshagen einen Strick drehen! Wenn der Rocco trotz einer organischen Fehlfunktion immer wieder fit gespritzt worden ist, braucht die Gutsherrin einen Totenschein, ohne signifikante Hinweise auf eine vorausgegangene Erkrankung. Sonst zahlt die Versicherung nicht.»

«Der Gaul war eine Viertelmillion wert – und so hoch ist er auch versichert. Nur damit Sie wissen, um welche Summen es sich handelt und wie die Interessenlage aussieht», entgegnete Binder. «Ich sag's Ihnen noch einmal: Machen Sie sich die Frau von Karlshagen lieber nicht zur Feindin! Im Übrigen», schnaubte er, «sehe ich für eine Obduktion aus amtstierärztlicher Sicht keinen Anlass.»

«Ihr letztes Wort, Herr Dr. Binder?»

«Nein, eins noch: auf Wiedersehen, Herr Kollege Dr. Engel!»

Zu Hause saß die ganze Familie schon beim Abendessen, als Quirin zurückkam.

«Schnell, setz dich, das Essen ist noch warm», rief Gerlinde.

Aber der Tierarzt hatte keinen rechten Appetit. Er stocherte auf seinem Teller herum und warf schließlich Dr. Knoll ein Stück Fleisch zu, das der geschickt auffing.

«‹Keine gewürzten Speisen für Ihre Lieblinge!› Das Schild hast du eigenhändig in deiner Praxis aufg'hängt.» Anja sah ihn mit einem vorwurfsvollen Blick an.

«Hast ja Recht.»

«Was ist denn dir für eine Laus über die Leber gelaufen?», fragte Gerlinde.

«Mir geht dieser Rappe nicht aus dem Hirn. Vielleicht hätte ich das Pferd retten können, wenn ich gleich in der Nacht Adrenalin gespritzt hätte ...» Quirin stützte den Kopf in die Hände, und alle sahen ihn betroffen an. So kannten sie ihn nicht.

«Die wollen dir was anhängen, stimmt's?», meldete sich Angelika. «Dr. Molfenter war bei mir in der Apotheke.» Sie ahmte ihn nach, indem sie den Kopf so rollte, wie es der Tierarztkollege immer machte. Auch seine Stimme imitierte sie ganz gut: «Einen schönen guten Tag, Frau Engel! Also, ich muss schon sagen, Ihr Mann, ich meine, Ihr getrennt lebender Mann, hat sich da in eine Geschichte hineingeritten ... ich möchte nicht in seiner Haut stecken! Seine Fehldiagnose hat bei einem der teuersten Galopper der Republik zum Tode geführt. Schlimme Sache das, kann ich da nur sagen, schlimme Sache ...»

Quirin musste als Einziger über die filmreife Nummer seiner Exfrau nicht lachen. «Der hat wirklich keine Scham im Leib!», sagte er.

Angelika wollte wissen, was an der ganzen Geschichte dran sei. Auch Gerlinde fragte nach. Sie wusste am besten, was es bedeutete, wenn einem in Hinterskreuth etwas Schlechtes nachgesagt wurde.

«Das Pferd haben die Freifrau und ihr Hoftierarzt auf dem Gewissen, und mir wollen s' die Sach in die Schuh schieben.» Er schlug mit der Faust auf den Tisch. «Aber da müssen s' früher aufstehn.»

«Aber genau!» sagte Sebastian.

«Vielleicht solltest du eine einstweilige Verfügung beantragen», meinte Angelika.

Doch Quirin winkte ab. «Ich hab den Rechtsanwalt Kramer scho g'fragt. Der meint, wenn die beim Amtsgericht hören, dass die Frau von Karlshagen dahinter steckt und der Amtstierarzt die Obduktion abgelehnt hat, schmettern sie den Antrag einfach ab.»

«Aber du bist doch im Recht!», rief Sebastian.

Quirin lachte bitter auf. «Recht haben und Recht bekommen sind zwei Paar Stiefel. Das kannst gar ned früh g'nug lernen. ‹Vor Gericht und auf hoher See bist du in Gottes Hand›, heißt es. So, und jetzt geh ich zum Jaco – nachschaun, wie's seinem Haxn geht.» Und schon war er wieder draußen.

«Ich versteh den Papa», meldete sich Anja als Erste zu Wort. Ich kann mich noch genau erinnern, wie die Frau Mayerhöfer behauptet hat, ich hätt abg'schriebn. An Sechser hat sie mir gegeben. Das war so gemein! Die braucht sich auch ned wundern, dass ich sie nimmer leiden kann.»

Jaco hatte Besuch: Benno, ein schwarzer Musiker, war gekommen. Quirin erklärte den beiden im Schnelldurchgang seine Lage. Sein alter Freund glaubte fest daran, dass es einen Weg geben müsse, die Behörden von der Notwendigkeit einer Obduktion zu überzeugen.

Aber es war Benno, der schließlich den Zeigefinger steil nach oben reckte und rief: «Passt auf, ich hab's!»

Die beiden anderen sahen ihn an.

Die Enkeltochter vom Vinzenz Vogel nimmt bei mir Gitarrenunterricht.»

«Des ist jetzt amal interessant!», sagte Jaco ironisch.

«Wart's halt ab.»

«Und was hat jetzt der Gitarrenunterricht mit dem toten Pferd zu tun?», fragte Quirin.

«Gemach, Freunde, keinen Stress!» Dann begann er spontan zu rappen:

«Der Vogel ist – ein armer Mann – ich staune was – der schenken kann. – Ein Pony war's – da jauchzt das Kind – bekam es von – dem Opa g'schwind.» Benno sah die Freunde mit einem erwartungsvollen Strahlen an, aber die zeigten keine Reaktion.

«Ich hab die Hauptsache vergessen: Wichtig ist, woher er das Pony hat. Na? Vom Gestüt Karlshagen!»

Jaco und Quirin reagierten immer noch nicht.

«Dieses Pferd müsste von einem Tierarzt untersucht werden!» Benno war jetzt richtig begeistert von sich und seiner Idee.

«Du meinst eine so genannte Ankaufsuntersuchung.» Quirin hatte verstanden. «Aber dafür ist es zu spät, wenn er schon bezahlt hat.»

«Hat er noch nicht! Er tauscht das Pony gegen ein Grundstück, und das dauert, bis es im Grundbuch eingetragen ist.»

Bei Quirin fiel jetzt endlich der Groschen. «Wenn bei dieser Untersuchung der Verdacht auf eine ansteckende Krankheit herauskommt, müssen alle Pferde auf dem Gestüt überprüft werden!» Und nach einer kleinen Pause schob er nach: «Auch der tote Zuchthengst. Da kann nicht amal der Amtstierarzt was dagegen machen. Der muss die Untersuchung sogar höchstpersönlich anordnen. Benno, dafür bekommst' von mir einen ‹Ideenzehner›.»

Jetzt war es der Musiker, der nicht verstand, was Quirin damit sagen wollte.

«Bei einem ‹Ideenzehner› handelt es sich um ein Geldstück, das jemand für eine außergewöhnliche Idee erhält.» Der Tierarzt holte eine Münze aus seiner Hosentasche. «Und dieses Geldstück soll sich millionenfach vermehren – sagt man.»

Benno nahm die Münze zwischen seine unglaublich weißen Zähne und biss darauf, als wollte er sie auf ihre Echtheit prüfen. Dann wickelte er sie sorgfältig in sein Taschentuch. Er war ein Mensch, der gerne an solche Geschichten glaubte.

Die Freunde waren wie elektrisiert von der Idee. Jetzt mussten sie nur noch den Bauern Vogel überzeugen.

Diesmal hatte Jaco den richtigen Einfall. «Der Vinzenz Vogel liegt mir seit Wochen in den Ohren, ich soll nach seinem alten Traktor schaun.» Er sah Quirin lachend an. «Da kommst halt mit und schaust dir bei der Gelegenheit sein Pony an!»

Der Bauer freute sich über Jacos überraschenden Besuch. Er führte ihn zu seinem Traktor, der im hohen Gras stand.

Die Halme reichten schon bis zu den Radnaben hinauf, weil das Gefährt seit Wochen nicht mehr bewegt werden konnte. Jaco begann den Motor auseinanderzunehmen.

Währenddessen sah sich Quirin das Pony an. Als der Bauer dazukam und wissen wollte, was mit dem Pferdchen los sei, erzählte der Tierarzt von seinem Verdacht auf eine Infektion.

«Ich hab der Frau von Karlshagen dafür drei Morgen Land versprochen!», regte sich Vogel auf. «Und die dreht mir ein krankes Pony an?»

«Sie brauchen sich keine Sorgen zu machen», beruhigte ihn Quirin, «das hat sie nicht wissen können. Außerdem gibt's Mittel dagegen, die rasch wirken.» So richtig wohl fühlte er sich nicht in seiner Haut. Er zog eine Spritze mit einem harmlosen Vitaminpräparat auf. «Ich hab g'hört, das Pony ist für Ihr Enkelkind, da kriegen Sie heut ausnahmsweise die Behandlung umsonst. Wichtig is nur, dass die Pferd' auf'm Gestüt untersucht werden, damit sich die Infektion ned ausbreitet!»

Er griff nach dem Handy und verständigte den Amtstierarzt, damit der sofort die erforderlichen Maßnahmen einleiten konnte.

Vinzenz Vogel war beeindruckt, dass der Tierarzt diese Krankheit so rasch erkannt und sogar das richtige Mittel gegen die Infektion dabeihatte. «In so einem Fall wird einem klar, wie wichtig ein Tierarzt hier im Tal ist», sagte er fast feierlich. Als dann auch noch der Traktor plötzlich wieder lief, überschlug er sich förmlich vor Begeisterung. «Der Herr meint es gut mit denen, die ihn fürchten, vergelt's Gott!»

Amtstierarzt Dr. Rufus Binder fuhr in Begleitung eines Streifenwagens auf dem Gestüt Karlshagen vor.

Die Gutsherrin kam aus dem Haus. Der tote Rocco wurde gerade auf den LKW der Tierkörperbeseitigungsanstalt verladen. Rufus Binder, ganz Amtsperson, verfügte, dass das tote Pferd einer tiermedizinischen Untersuchung zugeführt werden müsse. Auch als Frau von Karlshagen mit ihren Anwälten drohte und auf ihre Beziehungen bis in die höchsten Stellen der Administration verwies, half ihr das nichts.

«Ich bin an das Gesetz gebunden», beteuerte Dr. Binder. «Auch wenn sich der Verdacht später nicht bestätigen sollte, muss ich jetzt den Kadaver beschlagnahmen – und nicht nur das. Auch die lebenden Tiere müssen alle untersucht werden. Sie wollen doch nicht, dass Ihre Zucht in den Ruf kommt, ansteckende Krankheiten zu verbreiten?»

«Das sind bösartige Verleumdungen!» Die Freifrau schnappte nach Luft. «Derartige Unterstellungen muss ich mir nicht bieten lassen!», schrie sie, um gleich darauf umzuschwenken und in gefährlich ruhigem Ton zu verkünden:

«Herr Dr. Binder, ich bin tief enttäuscht von Ihnen.»

Der Amtstierarzt sah sie gequält an.

«So gern ich Ihnen entgegenkommen würde», hauchte er kaum hörbar, «ich kann nicht!»

«Da steckt doch garantiert dieser Dr. Engel dahinter.» Bettina von Karlshagen stampfte wütend mit dem Fuß auf. «Und Sie machen sich zu seinem Gehilfen, ist Ihnen das überhaupt klar? Sie können alle Tiere auf meinem Gestüt untersuchen, und ich versichere Ihnen, Sie werden kein krankes Pferd finden. Dem Dr. Engel geht's doch nur darum, Rocco obduzieren zu lassen!»

«Dann haben Sie ja überhaupt nichts zu befürchten.»

«Was sind Sie bloß für ein ahnungsloser Mensch? … Sagen Sie, habe ich Ihnen eigentlich eine Einladung zur Sonntagsmatinee geschickt? Das Mozartquartett spielt, und wir haben den bekannten Pianisten Henry Celini zu Gast.»

«Die Einladung habe ich bekommen, ich danke Ihnen sehr für die Ehre. Natürlich werde ich …»

Weiter kam er nicht. Die Gutsherrin schnitt ihm das Wort ab: «Betrachten Sie sich als ausgeladen!» Sie verschwand wütend im Haus.

Der Tiertransporter verließ, gefolgt vom Streifenwagen, das Gestüt, als Dr. Molfenter auf den Hof fuhr und aus dem Wagen sprang. Er erfasste die Situation sofort und stürmte auf Dr. Binder zu.

«Sie akzeptieren also meinen Bericht zur Todesursache von Rocco nicht?»

«Ich bin doch nur ein Rädchen in der Maschinerie der Gesetze und Verordnungen.» Binder stand immer noch unter dem Schock der erniedrigenden Ausladung.

«Irgendwer muss doch angeordnet haben, dass der Hengst obduziert wird!»

«Ich hatte doch gar keine andere Wahl!», schrie der Amtstierarzt. «Und überhaupt – Sie hätten das verhindern können!»

«Ich?» Molfenter schien die Welt nicht mehr zu verstehen.

Bettina von Karlshagen erwiderte den Gruß des Tierarztes nicht. Sie tigerte ruhelos durch den großen Salon, blieb schließlich am Fenster stehen und sah hinaus.

Molfenter meldete sich kleinlaut zu Wort. «Jetzt haben wir den Schlamassel. Die Obduktion wird zu Tage bringen, dass wir das Tier nicht nur überfordert, sondern auch fit gespritzt haben, obwohl es einen Herzfehler hatte. Das war ja dann auch der Grund dafür, dass es als Vererber nicht mehr infrage kam.»

«*Sie* hatten doch die glorreiche Idee!» Die Gutsherrin äffte den Tierarzt nach: «Wenn Rocco schon keine Stute mehr bespringen kann, soll er wenigstens sein Geld reingaloppieren.»

«Das alles wäre doch nie und nimmer herausgekommen! Wer hat denn den Dr. Engel gerufen?», giftete Molfenter zurück.

«Ich», meldete sich Annette, die unbemerkt in den Salon gekommen war.

Bettina von Karlshagen fuhr wie von der Tarantel gestochen herum. «Annette, ich habe wiederholt darum gebeten, dass du dich da raushalten sollst!»

Aber die Tochter wollte sich den Mund nicht mehr verbieten lassen. «Dr. Engel hat sofort erkannt, dass da was nicht stimmte. Im Gegensatz zu euch hätte er alles getan, um Rocco zu retten.»

«Das muss ich mir von Ihrer Tochter nicht bieten lassen.» Molfenter war tief gekränkt oder zumindest tat er so. «Ich habe immer meine Patienten in den Mittelpunkt meiner Arbeit gestellt. Und meine Patienten, junges Fräulein, sind ausschließlich Tiere, wenn ich Sie daran erinnern darf.» Beleidigt verließ er den Salon.

Annette hielt ihrer Mutter vor, dass der alte Stallmeister Mehringer immer davor gewarnt hatte, dem Tier zu viel zuzumuten.

«Mein Gott ja, der Mehringer!», erschrak Bettina. Den hatte ich schon fast vergessen. Vielleicht sollten wir doch versuchen, ihn zum Bleiben zu bewegen?» Sie sah ihre Tochter flehentlich an.

«Du meinst, ich soll das machen? Nee du, das mach ich

nicht. Du hast ihn rausgeschmissen, nach all den Jahren, die er für uns gearbeitet hat. Jetzt stell du ihn auch wieder ein.»

Noch nie zuvor hatte ihre Tochter so mit ihr gesprochen. Aber im Augenblick fehlte Bettina von Karlshagen die Kraft, sich dagegen zu wehren.

Als Quirin zwei Tage später bei Mehringer läutete, dauerte es eine Weile, bis der Stallmeister ihm aufmachte. Er sah erbärmlich aus.

«Mein Gott, was haben Sie denn?», fragte der Tierarzt.

«Ich hätt ja selber nicht gedacht, dass mir das alles so nahe geht», sagte Mehringer. «Richtig krank bin ich geworden. Kaum bin ich daheim gewesen, hab ich einen Kollaps gehabt. Zum Glück ist die Frau Dr. Polenz schnell gekommen, obwohl sie doch wegen der Koliinfektionen so viel zu tun hat.»

Quirin sah sein Gegenüber aufmerksam an. Er konnte verstehen, dass ihn die Ereignisse so angegriffen hatten. Der Alte war auf Gestüt Karlshagen zwar nur Stallmeister gewesen, aber er stellte die Seele, das Herz und den Verstand des ganzen Reiterhofs dar. Eine Karriere hatte ihn nie interessiert, sonst hätte er längst zum Verwalter eines großen, angesehenen Gestüts aufsteigen können.

Quirin sagte ihm, dass Rocco jetzt doch obduziert werde – und dass man wohl die Tatsachen ans Licht bringen werde. Mehringer war sichtlich erleichtert.

«Die Ermittler werden wissen wollen, was da sonst noch so gelaufen ist», meinte der Tierarzt.

«Können Sie mich da nicht raushalten?» Man konnte ihm ansehen, wie unangenehm ihm der Gedanke war. «Schon ein paar Mal hat mich Annette von Karlshagen besucht, sie hat mir sogar eine neue Stelle bei einem Onkel vermittelt. Das Mädchen ist ja fast so etwas wie eine Tochter für mich.»

«Annette hat das alles bestimmt nicht für Sie getan, sondern damit Sie auf Ihre Aussage verzichten», sagte Quirin.

«Ja, vielleicht haben Sie Recht», meinte der Stallmeister zögernd. «Ich werde mir die Sache überlegen. Jedenfalls, wenn ich tatsächlich vor Gericht muss, werde ich nicht lügen.»

Die Rettung der Arche Noah

Marlies Goll brauchte für ihre Tierfarm dringend mehr Platz. Es brach ihr jedes Mal das Herz, wenn ihr neue Tiere gebracht wurden und sie ablehnen musste: Das bedeutete in den meisten Fällen, dass sie eingeschläfert wurden.

Dazu kam, dass die Tierfarm auf dem besten Weg war, sich zu einer touristischen Attraktion zu entwickeln. Ganze Schulklassen meldeten sich inzwischen bei ihr an, nachdem sie in einem Schreiben an die Schulämter ihr Projekt geschildert hatte.

Mit mehr Platz könnte sie nicht nur weitere Tiere retten, sondern auch ihren Streichelzoo vergrößern und damit die Attraktivität ihrer Farm steigern.

Marlies Goll war von der Gemeinde in Aussicht gestellt worden, sie könne im Tannengrund ihre Farm erweitern. Toni Bertsch nutzte dort Flächen für seine Husky-Zucht, das würde sich gut ergänzen. Allerdings müsste der Gemeinderat noch zustimmen.

Aufgeregt kam Marlies schon früh am Morgen zu Quirin, der gerade beim Bogenschießen war: «Sag amal, stimmt das, was der Hallhuber überall rumerzählt?»

«Wenn du mich aufklärst, was er rumerzählt, kann ich dir sagen, ob's stimmt.» Quirin ließ sich beim Schießen nicht aus der Ruhe bringen. Der nächste Pfeil durchbohrte das Zentrum der Scheibe.

«Er behauptet, du bist jetzt auch dagegen, dass ich auf dem Tannengrund meine Tierfarm einrichte. Am Freitag stimmt der Gemeinderat darüber ab.»

«Ich hab doch gar keine Stimme im Rat.»

«Aber wenn die Gemeinde den Eindruck hat, dass du als Tierarzt dagegen bist, fällt's ihnen leichter, so ein Projekt abzulehnen, das ist doch klar! Wenn überhaupt, dann wär die Mehrheit für meine Farm sowieso hauchdünn.»

Marlies war den Tränen nahe.

«Ich hab mit dem Hallhuber überhaupt nicht über deine Tierfarm g'redet.»

Marlies sah ihn skeptisch an. Sie konnte sich nicht vorstellen, dass der Bauer sowas einfach erfunden hatte.

Quirin fuhr gelassen fort: «Aber wenn du willst, sprech ich mit ihm.»

«In meinem Sinne?»

«Ja, was soll denn jetzt ich gegen die Erweiterung deiner Tierfarm haben? Und der Tannengrund eignet sich doch wunderbar dafür!»

Aber Quirins Vorhaben war nicht so leicht in die Tat umzusetzen. Schon am Nachmittag war der Lokaltermin auf der Farm, und der Tierarzt hatte eine ganze Menge Hofbesuche auf der Liste.

Nach und nach trudelten die Gemeinderäte auf der Tierfarm ein. Einige waren zum ersten Mal hier, sie staunten, was diese zierliche Frau alles aufgebaut hatte. Auch die Tiere beeindruckten sie. Ein Elefant war im Kierertal ebenso wenig alltäglich wie ein Leopard.

Quirin kam als Letzter und nahm als Erster das Wort, was

nicht wenige der Honoratioren gegen ihn aufbrachte. «Das ist die Arche Noah im Kierertal. Die meisten Tiere hätten getötet werden müssen, wenn Frau Goll ihnen hier nicht ein neues Zuhause gegeben hätte.» Quirin versuchte die Räte davon zu überzeugen, dass die Farm ein Sympathieträger für den sanften Tourismus werden könnte und sich die Gemeinde schon deshalb nicht dagegen aussprechen könnte.

Hallhuber richtete sich auf und schob die Krempe seines grauen Filzhutes mit dem gestreckten Zeigefinger aus der Stirn. «Die Gesetze der Natur lassen sich ned aufheb'n. Wenn ein Tier zu nix mehr zu gebrauchen ist, schläfert man's ein. Und meistens verdient sogar der Viechdoktor no was dran!»

Hollerbach, der dicht neben dem Bauern stand, lachte auf. «Genau so ist es!»

Quirin ließ sich nicht von seiner Meinung abbringen. «Der Mensch greift viel zu viel in die Natur ein, und meistens macht er mehr kaputt als gut. Da wär's keine Schand, wenn auch amal ein positiver Beitrag geleistet würde! Grad hier heroben, wo wir mehr mit der Natur leben als die Menschen anderswo.»

Grundsätzlich sprach sich keiner der Räte gegen die Tierfarm aus, nur die Verlegung war noch umstritten. Bauer Vogel wollte, dass Marlies den Tierbestand erheblich verringere, dann wäre ausreichend Platz und ein Umzug völlig überflüssig.

Bürgermeister Bogner sah Quirin irritiert an. «Aber Sie haben doch selber geäußert, dass Sie gegen die Verlegung in den Tannengrund sind.»

«Ich? Woher haben Sie das?»

Bogner sah zu Hallhuber hinüber, der so tat, als ob ihn das alles gar nichts anginge.

Quirin war der Blick des Bürgermeisters nicht entgangen.

«Also, wenn das einer behauptet hat, lügt er!»

Hollerbach wollte Hallhuber aus der Bredouille helfen. «Was mischt sich der Viechdoktor überhaupt alleweil ein? Der sollt besser sein Maul halten. Immerhin hat er den Marquardt ins Gefängnis ’bracht, und der Marquardt ist oaner von uns!»

«Ich bitt Sie, meine Herren», ging Bürgermeister Bogner dazwischen, «das g’hört jetzt wirklich nicht hierher.»

Einige nickten zustimmend, Quirin aber konnte das nicht so stehen lassen. «Der Marquardt hat immerhin versucht, meinen Freund Jaco und mich umzubringen. Jetzt frag ich Sie: Was hätten Sie da an meiner Stelle gemacht? Dankeschön g’sagt oder was?»

Ein paar Leute lachten, andere machten zustimmende Bemerkungen.

Ann Marie Polenz versuchte das Gespräch wieder auf den eigentlichen Grund des Ortstermins zu lenken: «Wir von den Grünen befürworten die Verlegung der Tierfarm uneingeschränkt. Wir werden darüber hinaus einen Antrag einbringen, dass sich die Gemeinde an den Umzugskosten beteiligt. Das kann Frau Goll unmöglich aus eigener Kraft leisten.»

Natürlich gab es daraufhin sofort Einwände. Ein Gemeinderat merkte an, die Finanzlage von Hinterskreuth lasse solche Aktionen nie und nimmer zu. Ein Zweiter regte eine Spendenaktion an. Es gab auch eine Gruppe, die weiterhin vehement gegen die Verlegung der Tierfarm plädierte.

Es ging drunter und drüber, und Bogner wurde der Lage schließlich nur noch dadurch Herr, dass er sagte: «Gut, was macht man in so einem Fall? Man vertagt die Entscheidung. Wir nehmen das Thema Tierfarmverlegung noch amal auf die Tagesordnung unserer nächsten Gemeinderatssitzung.»

«Das ist jetzt ausgangen wie’s Hornberger Schießen», sagte Marlies verzweifelt, als die Gemeinderäte weg waren.

Quirin grübelte. «Ich möcht nur wissen, warum der Hallhuber so heftig dagegen ist.»

«Vielleicht spitzt er selber auf den Tannengrund», meinte Marlies.

«Das kriegen wir raus. Und im Übrigen: Lass den Kopf nicht hängen. Wir ham no lang ned verloren.»

Marlies gefiel es, dass er «wir» gesagt hatte. Gleich ging es ihr ein bisschen besser.

Auf dem Gestüt Karlshagen war am Sonntag alles versammelt, was in weitem Umkreis Rang und Namen hatte. Ein Pianist und ein Streichquartett spielten Mozarts Forellenquintett. Der erste Satz war gerade zu Ende, da ging die Tür zum Salon auf. Breitbeinig blieb Quirin Engel auf der Schwelle stehen. Er wirkte reichlich deplatziert in seiner schwarzen langen Lederhose, dem grellbunten Hawaiihemd und den Cowboystiefeln.

Bettina von Karlshagen eilte ihm entgegen. Sie befürchtete einen Skandal und wollte verhindern, dass er den Salon betrat. Die Musiker waren unschlüssig, ob sie nun den zweiten Satz beginnen sollten oder nicht. Alle Augen richteten sich auf den Neuankömmling.

Die Gutsherrin gab den Musikern ein Zeichen weiterzuspielen und schob Quirin aus dem Salon. Die ersten Töne des zweiten Satzes klangen gedämpft in den Vorraum.

«Was erlauben Sie sich? Haben Sie mir nicht schon genug Ärger gemacht?» Bettina von Karlshagen war klar, dass einige ihrer Gäste den Besuch des neuen Tierarztes richtig einordnen würden. Es hatte sich längst herumgesprochen, dass mit dem Zuchthengst etwas nicht gestimmt hatte. Das würde jetzt durch den Auftritt von Quirin Engel auf ihrer Feier bestimmt zum Thema Nummer eins werden.

«Ich hab mir gedacht, es interessiert Sie vielleicht, wie der

Obduktionsbefund lautet», sagte Quirin mit einer geradezu provozierenden Unschuldsmiene. «Ihr Rocco wurde von Ihrem Gestütsarzt Dr. Molfenter umgebracht.»

«Ich bin durchaus in der Lage, den Befund selber zu lesen», sagte Frau von Karlshagen kühl.

«Ja schon, aber da werden Sie auch nichts anderes finden, als ich Ihnen jetzt sage. Ohne Rücksicht auf die Gesundheit des Tiers haben Sie es ausgebeutet bis zum letzten Blutstropfen.»

«Ich empfehle Ihnen dringend, keine falschen Anschuldigungen in die Welt zu setzen. Im Übrigen finde ich's lächerlich, wenn Sie so melodramatisch werden, Herr Engel.»

Quirin beugte sich vor und sah Bettina von Karlshagen aus kurzer Distanz in die Augen. «Ein Tier ist genauso ein Geschöpf Gottes wie Sie oder ich. Wenigstens glaube ich daran!»

Durch die Stimmen der beiden aufmerksam geworden, kam Annette die Treppe herunter. Der letzte Satz von Quirin sprach ihr aus dem Herzen. Sie stellte sich auf die Zehenspitzen und küsste den Tierarzt spontan auf beide Wangen.

«Hoppala!», entfuhr es Quirin.

«Entschuldigung», sagte Annette schnell.

«Die Engländer sagen in so einem Fall: *You are welcome*», meinte er lachend.

«Ich find Sie ganz große Klasse!», rief Annette, während sie schon wieder die Treppe nach oben lief.

Ihrer Mutter hatte es buchstäblich die Sprache verschlagen. Als sie wieder Luft bekam, sagte sie: «Die Situation ist mir über den Kopf gewachsen. Es tut mir Leid, dass ich das alles nicht richtig eingeschätzt habe.»

Das waren ganz andere Töne, die sie da auf einmal anschlug, aber Quirin wollte die Gutsherrin nicht so leicht davonkommen lassen. «Das klingt ja fast wie eine Entschuldigung.»

«Das sollte es auch sein.»

«Entschuldigung angenommen», sagte Quirin. «Ich denke aber darüber hinaus an eine Wiedergutmachung.»

«Jetzt sind Sie aber übergeschnappt!» Frau von Karlshagen fand wieder zu ihrem herrischen Ton zurück.

«Ich hab dabei nicht an mich gedacht. Es geht um die Tierfarm von Marlies Goll. Sie braucht mehr Platz für ihre Tiere. Vielleicht fällt Ihnen ja etwas dazu ein.»

Quirin verabschiedete sich mit einer kleinen Verbeugung und verließ das Haus, indem er leise Schuberts Forellenquintett mitsang:

«An einem Bächlein helle, da schoss in froher Eil, die launische Forelle vorüber wie ein Pfeil ...»

Die Gemeinderatssitzung verlief, wie nicht anders zu erwarten war, ziemlich hitzig. Hallhuber brachte den Antrag ein, den Tannengrund als landwirtschaftliche Fläche auszuweisen. Damit war die Katze aus dem Sack, und jedem im Saal war klar, dass der Großbauer selber auf das Gelände spekulierte. Hollerbach schloss sich dem Vorschlag als Erster an.

Quirin erhob sich. «Kann ich mal was dazu sagen ...?»

«Nein», fuhr ihm der Bürgermeister in die Parade. «Ich muss Sie darauf hinweisen, Herr Tierarzt, dass Sie hier nur als Zuhörer zugelassen sind.»

«Auch wenn ich jetzt eine Lösung für das Problem hätte, der – wie ich glaube – alle hier zustimmen würden?»

«Ja, dös wird was sein!», rief Hallhuber dazwischen.

«Es gibt Leut, die furzen höher, als ihnen der Arsch gewachsen ist», schrie Hollerbach unter dem Gelächter der Mehrheit.

«Lasst ihn halt reden», riefen ein paar andere dazwischen.

«Da müsste ich aber erst abstimmen lassen», entgegnete der Bürgermeister.

«Ach was, bis Sie abgestimmt haben, hab ich meinen Vorschlag doch schon zwei Mal g'macht», sagte Quirin.

«Da hat er auch wieder Recht.» Hallhuber nahm eine Prise Schnupftabak, ließ den Tierarzt aber nicht aus den Augen. Die Zuhörer verstummten nach und nach.

Quirin räusperte sich. «Ich habe erfahren, dass Frau von Karlshagen ein Areal am Hasenberg an das Tierasyl abgeben würde. Damit stünde der Tannengrund wieder der Gemeinde zur Verfügung. Er könnte verpachtet oder», er warf einen Blick zu Hallhuber, «verkauft werden. Und mit den Einnahmen wäre es der Gemeinde möglich, den Umzug von Frau Goll zu finanzieren. Damit wäre allen geholfen, hab ich Recht, Herr Hallhuber?»

Der Großbauer nickte. «Wenn's stimmt. Jeder weiß doch, dass Sie und die Frau von Karlshagen derartig aneinander geraten sind …»

«Richtig. Aber dadurch sind wir eben auch im Gespräch». Quirin sah Hallhuber an und kniff ein Auge zu.

Jetzt redeten alle durcheinander. Wenn das wahr wäre, könne man nicht schnell genug zugreifen, meinte einer. Ein anderer sagte: «Für die kurze Zeit hat sich der Dr. Engel aber schnell eingelebt.» Und eine Frau verstieg sich sogar dazu, auszurufen: «So aan hat das Kierertal schon lang braucht!»

Dem Bürgermeister blieb am Ende nichts anderes übrig, als den Tagesordnungspunkt erneut zu verschieben, bis eine offizielle Stellungnahme der Frau von Karlshagen vorliegen würde. Die Bestätigung wollte Bogner persönlich auf dem Gestüt abholen.

Die Gutsherrin zeigte sich völlig ahnungslos, als das Gemeindeoberhaupt am nächsten Morgen bei ihr auftauchte. «Wie kommen Sie denn auf diese verrückte Idee? Warum soll ich das Gelände am Hasenberg hergeben?»

«Verrückte Idee, sagen Sie? Ich finde, es ist eine wunderbare Idee.»

«Wenn Sie mir sagen, was daran wunderbar ist, kann ich mich vielleicht Ihrer Begeisterung anschließen», entgegnete sie spöttisch.

«Sie könnten so viele Sympathien unter den Leuten im Kierertal sammeln wie noch nie», versuchte es Bogner.

«Aber wer setzt so etwas in die Welt?»

Quirin hatte in Erfahrung gebracht, wann Bogner zum Gestüt fahren wollte. Jetzt tauchte er «überraschend» und «rein zufällig» dort auf.

Der Bürgermeister sagte: «Wenn man vom Teufel spricht ... Jetzt kann er's Ihnen selber erklären.»

«Das hätte ich mir ja denken können», sagte Frau von Karlshagen zu Bogner, um sich dann gleich Quirin zuzuwenden. «Diesmal sind Sie endgültig zu weit gegangen, Herr Dr. Engel!»

«Ist denn das Gebiet am Hasenberg landwirtschaftlich nutzbar?», fragte der Tierarzt ohne Umschweife.

«Das braucht Sie gar nicht zu interessieren.»

«Interessiert mich aber, wenn man bedenkt, wie günstig das Areal liegt. In der Nähe aller Wanderwege – ideal für eine Tierfarm, die ja auch eine Attraktion für den Fremdenverkehr wäre ...»

In diesem Moment kam Annette von einem Ausritt zurück. Sie sprang von ihrem Pferd, warf einem Stallburschen die Zügel zu und gesellte sich zu den anderen.

«Das wäre das zweite Highlight neben dem Volkstheater!», begeisterte sich der Bürgermeister. «Schon jetzt kommen an den Wochenenden und in den Ferien ziemlich viele Besucher zu Marlies Goll, obwohl die Farm schwer zu finden ist.»

«Ich denke nicht daran, den Hasenberg dafür zu opfern», sagte Bettina von Karlshagen, «und damit basta!»

«Ist das nicht der Teil, der auf mich überschrieben worden ist?», meldete sich ihre Tochter Annette zu Wort.

«Doch, aber dein Besitz wird von mir treuhänderisch verwaltet. Das ist testamentarisch verfügt.»

«Geben S' Ihrem Herzen einen Stoß», forderte Quirin die Gutsherrin auf. Es verlangt ja niemand, dass Sie deshalb gleich ein andrer Mensch werden.»

«Dazu sehe ich auch ganz und gar keinen Anlass», entrüstete sich die Freifrau.

Der Tierarzt nahm sie zur Seite. «Man muss aus der Geschichte um den Tod Ihres Zuchthengstes Rocco keinen Skandal machen, aber man *kann* …»

«Sie versuchen, mich zu erpressen?»

«Wenn Sie's so nennen wollen …» Quirin schenkte der Gutsherrin sein schönstes Lächeln.

«Gut!» Frau von Karlshagen gab sich einen Ruck. «Frau Goll kann das Gelände haben. Aber zu meinen Bedingungen!»

«Und die wären?», fragte der Bürgermeister eifrig.

«Frau Goll bekommt das Gelände zur Pacht, und ich werde über alle Planungen und Veränderungen der Tierfarm genauestens unterrichtet. Das Gestüt hat schließlich einen ausgezeichneten Ruf zu verlieren! Ich muss meine Interessen diesbezüglich wahren.»

«Niemand hat von Ihnen erwartet, dass Sie das Gelände verschenken», sagte Bogner säuerlich. «Wenn die Pacht nicht zu hoch ist, kann die Gemeinde sie übernehmen. Die Tierfarm ist ja sozusagen Teil unseres Tourismuskonzepts.»

Bettina von Karlshagen trat nah an Quirin heran und raunte ihm zu: «Ich gehe jetzt aber auch davon aus, dass Sie uns nicht weiter mit Ihren Nachforschungen behelligen.»

Ohne zu zögern, erwiderte Quirin: «Ich lass den Dingen ihren Lauf und misch mich da nicht mehr ein!» Diese Zusage konnte er leicht geben, da er ohnehin schon alles getan hatte, was er für notwendig hielt.

Eine Viertelstunde später saß er bei Marlies Goll auf der Bank vor dem kleinen Bauernhaus und hatte eine Kaffeetasse in der Hand. Sein Blick ging über die kleine Arche Noah. Zwei Lamas standen kauend am Zaun und sahen zu ihm herüber. Der Elefant warf sich mit dem Rüssel Sand über den Rücken. Der Puma döste in der Sonne. Im Hundegehege tollte ein Wurf Welpen herum. Zwei Zwergziegen ästen friedlich im Gras.

Marlies kam mit der Kaffeekanne aus dem Haus und goss dem Tierarzt ein. «Ich kann's immer no ned glauben, dass die Frau von Karlshagen da wirklich eingewilligt hat.»

«Wenn ich's dir doch sag!»

«Aber da wären mit einem Schlag alle meine Probleme gelöst!»

Quirin blinzelte in die Sonne. Zwei Katzen rollten sich unter der Bank zusammen und begannen laut zu schnurren. Vielleicht bring ich dir Glück», sagte er.

«Ja, es sieht beinah so aus!»

Das Vermächtnis der Drehorglerin

Das Straßencafé in Hinterskreuth war an diesem warmen Samstagmorgen bereits voll besetzt. Anja, Sebastian und Quirin saßen an einem der kleinen Tische. Die beiden Kinder löffelten um die Wette. Jeder hatte einen Rieseneisbecher vor sich stehen. Quirin schlürfte einen Espresso. Er genoss den Ausflug mit seinen Kindern.

Von weitem war Drehorgelmusik zu hören, die langsam näher kam. Die beiden Kinder reckten die Hälse, war das doch ein eher seltenes Ereignis, so ein Drehorgelspieler im Berchtesgadener Land.

Der Spieler entpuppte sich schließlich als Spielerin. Die alte Frau zog mühsam ihr fahrbares Instrument über das Pflaster, während sie gleichmäßig die Kurbel drehte. Von Zeit zu Zeit blieb sie stehen. Dann bildete sich gleich eine Menschentraube um sie herum. Auf der Drehorgel saß ein Affe, der stoisch in die Runde blickte, gelegentlich mit dem ausgestreckten Zeigefinger gegen seine Stirn tippte oder sich umdrehte, um den Zuschauern sein rotes Hinterteil zu zeigen. Um den Hals trug er ein Band, das über eine Kette mit der Drehorgel verbunden war.

«Niedlich!», rief Anja.

Quirin zog die Stirn in Falten. «Ein Herdentier, das viel Bewegung braucht, so anzubinden, ist ein Verbrechen», sagte er. Eigentlich war das ein Fall für den Tierschutz, aber wer mochte schon der Alten ihre Lebensgrundlage entziehen? Es war offensichtlich, dass die Leute ihre Münzen vor allem wegen des putzigen Affen in die Schale warfen.

Aber es gab noch einen anderen Grund, warum Quirin mit dem geschundenen Tier Mitleid hatte. Das Fell war matt, die Augen waren gerötet. Quirin trat zu der Frau, die unablässig die Kurbel drehte. «Wer soll das bezahlen, wer hat so viel Geld?», klang es aus dem Kasten.

«Ihr Affe ist wahrscheinlich krank», sagte er.

Die alte Drehorgelspielerin nickte. «Ja, er macht mir schon seit ein paar Tagen Sorgen. Verstehn Sie denn was davon?»

«Ich bin Tierarzt. Wenn Sie wollen, untersuch ich ihn.»

«Dafür hab ich kein Geld. Tut mir Leid.» Ungefragt fuhr sie fort: «Früher war mein Kolja die Attraktion in einem kleinen Wanderzirkus. Aber der hat Pleite gemacht. Mir ist nichts anderes übrig 'blieben, als mit ihm und der Orgel durch die Lande zu ziehen. Anhänglich ist er wie ein Kind. Na ja, er hat ja auch nur noch mich. Und ich habe nur noch ihn. Aber ich beschwer mich nicht.» Eine plötzliche Traurigkeit lag in ihrer Stimme. «Ich selber bin ja auch nicht mehr so gesund.»

Quirin schaute sie an. Man konnte sehen, dass ihr das Atmen schwer fiel. «Ja, ich glaub, Sie bräuchten auch einen Doktor», meinte er, «so dringend wie der Kolja.»

Aber die Alte wollte davon nichts wissen. «Solang i no jeden Tag aufstehn kann, brauch i koan Doktor ned.» Sie stützte sich schwer auf die Orgel. «Wissen S', wenn ma einmal nachgibt, kommt ma nimmer aus'm Bett raus.»

Quirin nickte. «Da is scho was dran, aber untersuchen lassen sollten Sie sich trotzdem, am besten gleich heut noch!» Er gab ihr seine Adresse und die von Dr. Ann Marie Polenz. «Die Frau Doktor ist für Sie und ich bin für Ihren Pavian zuständig. Und keine Angst, das kost' nix, wenn S' ihn bringen! Dafür ham S' uns ja heut so schön auf'gspielt.»

Die Alte sah ihn lange und durchdringend an, als suchte sie etwas Bestimmtes in seinen Augen. Sie hatte nicht oft erlebt, dass ihr jemand ohne Hintergedanken seine Hilfe anbot. Sie nickte kurz und begann wieder, die Kurbel an ihrer Orgel zu drehen.

Sebastian fragte, ob er auch mal an der Kurbel drehen dürfe, aber die Alte schüttelte den Kopf. «So eine Orgel ist ein ganz feinfühliges Instrument. Ein falscher Ruck an der Kurbel und sie ist kaputt. Aber wenn du Drehorgelspieler werden willst, kannst du bei mir in die Lehre gehen», sie sah kurz und mit einem verschmitzten Lächeln zu Quirin hinüber, «wenn's dein Vater erlaubt.»

Am nächsten Morgen war Hochbetrieb in der Tierarztpraxis. Ohne die Hilfe seiner Schwiegermutter wäre Quirin wieder einmal aufgeschmissen gewesen.

Ein Welpe mit typischem «Wurmbauch» musste behandelt werden. Quirin wollte wissen, ob das Muttertier regelmäßig entwurmt worden sei. Prompt stellte sich heraus, dass die Hundebesitzerin so etwas noch nie gemacht hatte.

«Ich bin eigentlich gegen Medikamente», sagte sie, «man weiß nie, welche Nebenwirkungen sie haben.»

So was hatte Quirin von Hundebesitzern noch nie gehört. Es war dann auch ausgesprochen mühsam, die Frau davon zu überzeugen, dass sie nicht nur alle Welpen, sondern auch das Muttertier gründlich entwurmen lassen musste. Dabei schreckte er nicht davor zurück, ihr drastisch zu schildern, wie der Spulwurm die Darmwand durchbohren und sich über die Blutbahn bis zur Lunge und den anderen Organen vorarbeiten könne.

Quirin hatte gerade eine Amsel mit gebrochenem Flügel verarztet, da kam die Drehorgelspielerin mit ihrem Affen ins Behandlungszimmer. Sie sah schlechter aus als am Tag zuvor, ihr Atem ging pfeifend.

Quirin sah sie ernst an. «Bei der Frau Doktor sind S' aber noch nicht g'wesen», stellte er besorgt fest.

Die Alte schloss die Augen und seufzte tief. Sie hatte nicht die Kraft, sich zu rechtfertigen, es war schwer genug gewesen, ihren Kolja hierherzubringen.

Der Tierarzt untersuchte den Pavian gründlich. Dabei erklärte er seiner Besitzerin genau, was er jeweils als Nächstes tun würde, damit sie sich nicht unnötig aufregte. Als er nach dem Gebiss sehen wollte, zuckte der Affe zusammen. Erst als seine Herrin auf ihn einredete: «Der Doktor meint's doch nur gut mit dir!», ließ er es mit weit aufgerissenen Augen schließlich zu, dass Quirin die Zähne untersuchte.

«Da haben wir ja den Übeltäter!» Er deutete auf eine deutliche Fehlstellung der Zähne. «Das ist die Ursache für die Fistel, die unserem Freund ganz schön zu schaffen macht.» Quirin gab Kolja eine Spritze gegen die Schmerzen. «Auf Dauer aber wird er nur g'sund, wenn er eine Zahnspange kriegt.»

Die Orgelspielerin sah ihn ungläubig an. «Eine Zahnspange wie für ein Kind?»

«Das Affengebiss ist auch nicht viel anders als unseres», sagte Quirin.

Aber das hörte die Frau schon nicht mehr. Ihr Kopf fiel auf die Brust, langsam sank sie zu Boden und blieb leblos liegen. Der Affe begann panisch zu schreien, sprang auf den Medikamentenschrank und kreischte dort weiter, ohne aufzuhören. Dabei schlug er mit den Armen um sich und wischte dadurch alles herunter, was auf dem Schrank stand.

Der Tierarzt und Gerlinde legten die alte Frau flach auf den Boden, hoben die Füße an und schoben einen Stuhl darunter. Quirin machte ein Handtuch nass und legte es ihr auf die Stirn.

Nach ein paar Augenblicken schlug sie die Augen wieder auf und sagte kaum hörbar: «Wo bin ich? Was ist passiert?»

Gemeinsam brachten Quirin und seine Schwiegermutter die alte Frau ins Wohnhaus hinüber. Kolja, der still geworden war, sobald die Alte wieder auf den Beinen war, lief nebenher und ließ sie nicht aus den Augen. Es schien, als würde sich der Affe richtige Sorgen machen.

Frau Dr. Polenz wurde sehr ernst, als sie die alte Frau untersuchte. Sie gab ihr eine Spritze und ging mit Quirin hinaus. Kolja blieb am Fußende des Krankenlagers zurück. Ann-Marie bat den Tierarzt, den Krankenwagen und einen Priester zu rufen.

«Gestern hat's noch Drehorgel g'spielt!» Quirin machte es offenbar ziemlich zu schaffen, dass es so ernst stand um die Frau.

Als sie wieder ins Zimmer kamen, winkte die Alte Quirin zu sich heran, damit er sie verstehen konnte. Ihre Augen leuchteten matt, die Stimme war nur noch ein Hauch. «Was ich Ihnen gesagt hab: Wenn man einmal nachgibt, kommt man nimmer aus'm Bett naus!» Sie röchelte, wollte aber unbedingt weitersprechen. Mit letzter Kraft hob sie ein wenig den Kopf, so weit, dass sie ihren geliebten Affen sehen konnte, der immer noch reglos am Fußende saß. «Passen S' mir auf den Kolja auf, Herr Doktor, dafür kriegen S' die Drehorgel. Ein wirklich kostbares Stück, das Sie …»

Mehr konnte sie nicht sagen. Ihr Kopf sank auf das Kissen zurück. Deutlich hörbar strömte der letzte Atem aus ihren Lungen.

Sie starb mit einem Ausdruck, der neugierig machte, was sie wohl in diesem Moment gesehen haben könnte. Ein glückliches Lächeln lag auf ihren Zügen. Kolja saß noch einen Moment still da, dann ließ er sich lautlos auf den Boden gleiten, ging an den Umstehenden vorbei ans Kopfende und tat etwas, was niemand erwartet hätte: Er klatschte in die Hände.

Wann hätte man je erlebt, dass jemand in so einem Moment klatscht! Und doch hatte diese Geste etwas Stimmiges. Als wollte sich ihr Begleiter, der in den letzten Jahren ja auch so etwas wie ein «Lebensgefährte» war, für diese letzte Szene bedanken, die er offenbar guthieß – oder als gelungen betrachtete. Oder hatten Tiere einfach eine andere Haltung zum Sterben? Hatte Kolja überhaupt begriffen, was geschehen war?

Natürlich konnte Quirin Engel den Affen nicht behalten. Marlies Goll erklärte sich sofort bereit, das Tier bei sich aufzunehmen. Da keine Verwandten zu finden waren und die Orgel Quirin vermacht worden war, wollte er sie verkaufen und mit dem Erlös für die Unterbringungskosten aufkommen. Marlies holte Kolja ab, setzte ihn in ihr kleines Auto und fuhr davon.

Der Tierarzt verspürte eine unbändige Lust, einmal auf der Drehorgel zu spielen, bevor er sie einem Händler anbieten würde. Vorsichtig griff er nach der Kurbel und dachte an die Worte der alten Frau, wie empfindlich so ein Instrument sei. Ganz behutsam begann er die Kurbel zu drehen. Je mehr Töne aus dem Kasten strömten, umso sicherer wurde er. Die Melodie war bereits zu erkennen, da knackte es im Inneren, die Kurbel drehte sich plötzlich ganz leicht, und die Musik war verstummt.

Quirin schlug sich an den Kopf. Hatte er doch seinen Kindern verboten, die Orgel zu spielen, und jetzt das! Ein kaputtes Instrument konnte er nicht gut verkaufen. Er machte sich auf die Suche nach dem Fehler. Als Erstes öffnete er den Deckel, um das Gestänge festhalten zu können. Nur so gelang es, die Kurbel abzuschrauben. Danach konnte er die bemalte Front herunterklappen und ins Innere sehen.

Sebastian kam dazu und wollte wissen, was der Vater denn da mache.

Quirin kratzte sich am Kopf. «Also, des war so», begann er umständlich. «Ich wollt nur amal kurz probiern, ob sie noch geht, bevor ich sie verkauf. Verstehst? Da hat's auf amal einen Knacks gegeben, und dann is garnix mehr gangen.» Es fiel ihm nicht leicht, sein Missgeschick einzugestehen.

Quirin begann im Inneren des Instruments nach dem Fehler zu suchen. Ein Gewirr von Schläuchen, die zu den einzelnen Orgelpfeifen führten, machte das Ganze ziemlich unübersichtlich. Da aber nicht nur ein Ton ausgefallen war, sondern die ganze Orgel, musste die Ursache woanders liegen.

Sebastian meinte, entweder müsse der Blasebalg defekt sein

oder die Walze, die den Luftstrom zu den einzelnen Pfeifen steuerte.

«Da schau her!» Quirin pfiff durch die Zähne und zeigte seinem Sohn die Schraube, die auf dem Boden der Orgel lag. «Die muss sich irgendwo gelöst haben. Die Frage ist nur wo?»

Jetzt begann die Suche nach einem Teil, an dem die Schraube fehlen musste.

«Wir schrauben die Kurbel wieder an und drehen vorsichtig ein Stück. Vielleicht können wir so die Stelle finden», sagte Quirin.

Sie stellten fest, dass die Achse ohne Kontakt zum Kurbelmechanismus war. Aber diese Entdeckung war noch nicht alles. Es zeigte sich, dass oben am Blasebalg eine Klappe war, die mit einem kleinen Holzriegel verschlossen. Quirin schob erst den Riegel zur Seite und öffnete dann die Klappe. Dann verharrte er merkwürdig lange und völlig bewegungslos. Er traute seinen Augen nicht. Was er sah, konnte nur eine Täuschung sein, eine Halluzination.

«Was ist denn, Papa?»

Quirin zog aus dem Inneren des Balges ein Bündel Geldscheine. Das Päckchen war mit Bindfäden sorgsam verschnürt. Und dann reichte er Sebastian noch ein Bündel und noch eines. Der Junge kam aus dem Staunen nicht heraus.

Nachdem Quirin die letzten Scheine herausgenommen hatte, begannen sie zu zählen. Es waren zehn Tausender-Noten, dreizehn Fünfhunderter, achtzehn Zweihunderter, dreiundvierzig Hunderter und zwanzig Fünfziger.

Sebastian begann im Kopf zu rechnen. «Das macht fünfundzwanzigtausendvierhundert!», verkündete er aufgeregt. Was machen ma jetzt damit?»

Quirin überlegte: «Vielleicht hat sich die Orgelspielerin das Geld für ihre alten Tag zusammeng'spart? Wir zahlen zuerst amal damit die Beerdigung. Und den Rest vom Geld kriegt die Marlies Goll – als Vorschuss für die Pflege vom Kolja.»

Sebastian fand das völlig in Ordnung. «Und was machen ma mit der Drehorgel?» Er betrachtete das Instrument fast ehrfurchtsvoll.

«Unter den Umständen könnten wir die Orgel b'halten. Es gibt kein' zwingenden Grund mehr, sie zu verkaufen.»

«Der Kolja hat doch praktisch auf der Drehorgel g'wohnt, – auch wenn er an ihr festgekettet gewesen ist.»

«Du hast Recht! Das wird eine Überraschung, wenn wir die Orgel auf die Tierfarm bringen. Wenn du Marlies zeigst, wie man damit umgeht, hat's eine Attraktion, die hier in der Gegend einmalig is.»

Die beiden waren ausgesprochen zufrieden mit dem Ergebnis ihrer Überlegungen.

Die Schraube konnten sie an der Achse wieder eindrehen, und ein paar Probetöne zeigten, dass alles perfekt funktionierte.

Ohne dich hätt ich ziemlich alt ausg'sehn», meinte Quirin anerkennend. «Jetzt drehst amal vorsichtig – ein Chefmechaniker muss doch kontrollieren, ob seine Arbeit erfolgreich war.»

Sebastian brauchte nur ein paar Umdrehungen, um den richtigen Rhythmus zu finden, und schon strömte ein Walzer im Dreivierteltakt aus den Orgelpfeifen, dass es eine wahre Pracht war.

Zunächst aber wurde das Instrument noch für einen dringenden Einsatz gebraucht. Kolja war Marlies entwischt, als sie in Hinterskreuth ein paar Einkäufe machen wollte. Er tobte über die Tische im Straßencafé, naschte von Eisbechern und holte sich die Früchte von einem Teller mit Bananensplit und einem mit Birne Helene. Frauen kreischten, Kinder juchzten vor Begeisterung, der Besitzer des Cafés rief die Polizei.

Haberland und Klein tauchten auf. Kolja saß auf der Dachrinne des Cafés und verspeiste genüsslich die Reste seiner Beute. Dabei blickte er immer wieder neugierig auf das Treiben unter sich. Die Aufregung der Menschen schien ihm zu gefallen.

Marlies hatte, gleich nachdem Kolja entwischt war, Quirin angerufen. Der kam gerade mit seinem roten Pick-up angefahren, als Haberland seine Dienstwaffe zückte und auf Kolja anlegte.

«Das lassen S' amal ganz schön bleiben!», rief Quirin. «Ich fang den Affen ein.»

Alle schauten erwartungsvoll zum Tierarzt, gespannt darauf, wie er das Kunststück wohl fertig bringen würde.

«Ich geb Ihnen zehn Minuten», verkündete Haberland, «mehr nicht! Diese Bestie gefährdet die öffentliche Sicherheit!»

«Der Kolja ist doch keine Bestie», protestierte Sebastian.

«Lass das mal lieber erwachsene Menschen beurteilen», sagte Klein, «und wir sind zudem noch Amtspersonen.»

«Mein Sohn hat Recht. Der Kolja genießt doch bloß a bissel seine Freiheit.» Quirin hob mit Sebastians Hilfe die Drehorgel von der Ladefläche seines feuerwehrroten Pick-up. «So», sagte er dann zu dem Jungen, «jetzt zeig amal, was du als Drehorgler kannst!»

Marlies hatte sofort verstanden, was Quirin vorhatte. Sie reichte ihm die Leine. Langsam drehte Sebastian die Kurbel, und die ersten Töne erklangen. Kolja stellte sich plötzlich auf die Hinterbeine und sah aufmerksam zu dem Jungen herunter. Dann lief er auf allen vieren die Dachrinne entlang bis zum Regenfallrohr und hangelte sich hinunter auf den Boden. Mit ein paar Sprüngen war er bei Sebastian, und mit einem mächtigen Satz hopste er auf die Orgel. Er setzte sich nieder und klatschte die Hände ineinander. Quirin streichelte Kolja und klinkte dabei die Leine in den Ring am Halsband.

Die Leute klatschten Beifall. Ein alter Mann legte eine Münze auf die Orgel, viele folgten seinem Beispiel, und im Nu war der Deckel übersät mit Geldstücken. Es waren sogar einige Scheine dabei, die Quirin rasch Marlies zusteckte, bevor der Wind sie wegfegen konnte.

«Der Kolja kommt mitsamt der Orgel zu dir», sagte der Tierarzt mit einem spitzbübischen Lachen zu ihr. «Du siehst ja, wie wichtig sie für ihn ist und was man bei den Leuten für einen Eindruck damit machen kann.»

«Und auf deinem Hof brauchst ihn nicht amal anbinden!», meinte Sebastian. «Wenn er kommen soll, spielst einfach auf der Orgel.»

Der Kuhhandel

Ann Marie Polenz liebte die Nachmittage, an denen sie Hausbesuche machte. Oft führte sie der Weg viele Kilometer durch die Berge des Berchtesgadener Landes. Das Gras der fetten Wiesen stand hoch und war mit bunten Blumen gesprenkelt. Bald würden es die Bauern ernten. Schon seit drei Wochen war es sommerlich warm. Ann Marie konnte bei dem Wetter in ihrem kleinen Cabriolet offen fahren. Sie verließ die Bundesstraße und lenkte ihren Wagen über eine kleine Brücke, die zu einem schmalen Bergsträßchen führte. Gleich hinter der Brücke war ein großer Parkplatz angelegt. Dort stand ein schwerer Lastzug. Aus dem Auspuff quollen graue Wölkchen. Offenbar lief der Motor.

Ann Marie Polenz ging vom Gas. Als sie ausstieg, sah sie, dass der Fahrer des Lastwagens über dem Steuer zusammengesunken war. Von der Ladefläche ertönte ein vielstimmiges Muhen der eingesperrten Tiere. An den vergitterten Öffnungen sah man die Köpfe einiger Kühe, die mit ihren Zungen die Stäbe leckten.

Zuerst dachte Ann Marie, dem Fahrer sei schlecht geworden, dann aber stellte sich heraus, dass er schlief. Nur mit Mühe gelang es ihr, ihn zu wecken.

Im Halbschlaf beantwortete er ihre Fragen. So erfuhr sie, dass er auf der Rückfahrt von Spanien war und seit achtzig Stunden auf dem «Bock» gesessen hatte.

«Haben Sie denn die Kühe aus Spanien geholt?», wollte Ann Marie wissen.

«Quatsch», antwortete der Fahrer schlecht gelaunt. Sein Auftrag sei es, die Tiere zunächst nach Spanien zu karren und dann gleich wieder zurückzubringen. Dafür kassiere sein Chef von der EU ziemlich hohe Prämien.

Der Mann kroch auf seine Pritsche hinter dem Sitz und fiel sofort wieder in einen Tiefschlaf.

Die Ärztin rief bei Quirin an, er sollte sich die Tiere einmal ansehen, das Gebrüll sei unerträglich. Danach kletterte sie ins Führerhaus des Lastwagens, um nach Unterlagen zu suchen, aus denen hervorging, wo der Auftraggeber der Fuhre zu finden sei.

Sie dachte zuerst daran, die Firma zu verständigen, damit sie einen Ersatzfahrer schicken könnte, dann besann sie sich aber und nahm die Unterlagen an sich. Sie rief bei der Polizei an.

Polizeiobermeister Haberland reagierte ungnädig. Sie seien mit außerordentlich wichtigen Ermittlungen beschäftigt, tönte er. «Außerdem sind wir sowieso chronisch unterbesetzt. Um Tiertransporte können wir uns jetzt ned au no kümmern!»

Als Quirin ankam, erkannte er sofort, dass die Rinder am Verdursten waren. «Denen sind die Tiere egal», schimpfte er wütend. «Wenn da a paar unterwegs verrecken, verdienen die immer noch an Haufen Geld! Hauptsache, sie sind schnell wieder im Land und die Gelder aus Brüssel fließen.»

«Ich versteh das nicht», sagte Ann Marie. «Wie kann man denn damit Geld verdienen?»

«Das riecht nach Subventionsbetrug in großem Stil. Es gibt Einfuhr- und Ausfuhrprämien. Der Unternehmer tut so, als liefere er die Tiere nach Spanien und führe andere dafür ein. Dass es immer die gleichen sind, weiß außer ihm und seinem Fahrer niemand. Aber jetzt brauchen die armen Viecher erst amal was zu trinken!»

Da auf dem LKW nirgendwo Wasser zu entdecken war, musste Quirin einen anderen Weg finden, den Durst der Kühe zu stillen. Neben dem Parkplatz lag eine Weide, die auf der Südseite flach zum Rotenbach hin abfiel. Quirin öffnete die schweren Türen, ohne sich darum zu kümmern, dass dabei die Plomben der Zollbehörden zerstört wurden. Dann senkte er die Rampe hydraulisch ab. Kaum war der Weg nach draußen frei, stürmten die Kühe von der Ladefläche.

Die Ärztin und der Tierarzt mussten zur Seite springen, um nicht niedergetrampelt zu werden.

Instinktiv rannten die durstigen Tiere durch das geöffnete Gatter auf die Weide. Dort begannen sie sofort die saftigen Grasbüschel auszureißen, bis eine der Kühe die Witterung des Wassers aufgenommen hatte und zielstrebig dem Bach zusteuerte.

Wie auf ein Zeichen hob eine Kuh nach der anderen den Kopf und begann in Richtung Wasser zu rennen, wo sich die Tiere an einer flachen Uferstelle aufreihten, um ihren Durst zu löschen.

«Warum machen wir das eigentlich alles?», fragte Ann Marie.

«Ich kann ned anders», meinte Quirin, «aber bei Ihnen ist des was anderes. Wenn Sie weiterwollen ...?»

Ann Marie Polenz sah ihn mit großen Augen an. «Was soll da bei mir anders sein? Ich kann doch auch nicht wegschauen, wenn ein Mensch zusammengesunken hinter dem Steuer sitzt. Aber ich find es schön, dass Sie gleich gekommen sind und mich nicht lange mit den brüllenden Kühen alleine gelassen haben.»

Quirin fragte noch mal nach: «Der Haberland und der Klein ham sich tatsächlich geweigert zu kommen? Na warte!» Er wählte die Notrufnummer. Quirin Engel, grüß Gott! Hier steht ein offener LKW, von einem Fahrer is weit und breit keine Spur. Es könnte sich um ein Kapitalverbrechen handeln ... Wie? Nein, ich hab nix ang'rührt, ihr wollt's doch immer, dass ma am Tatort keine Spuren verwischt ... Also kommen S' schnell zum Parkplatz am Rotenbach ... Ja, ich wart solang hier.»

Er steckte sein Handy wieder ein. «Na also! Geht doch.» Belustigt schaute er Ann Marie Polenz an.

Da es mindestens zehn bis fünfzehn Minuten dauern würde, bis der Streifenwagen kam, hatten sie genug Zeit, um sich beim Einödbauern zu erkundigen, ob ihm die Weide gehöre. Sie stiegen in Quirins Pick-up und fuhren los.

Der Bauer kam aus dem Haus, als er das Auto hörte.

«Die saftige Wiesn hat mir früher g'hört, aber nach einer verhagelten Ernte hab ich an den Hallhuber verkaufen müssen», erklärte er resigniert.

«Sauber erwischt!», war Quirins erste Reaktion. «Da hätt ich die Küh vielleicht besser auf dem Hänger gelassen!»

Keine fünf Minuten später erreichten Ann Marie und Quirin wieder den Parkplatz. Sie bogen auf die gekieste Fläche ein, und der Tierarzt legte eine Vollbremsung hin. Schlitternd blieb sein Pick-up stehen. Wo der Lastzug gestanden hatte, war jetzt eine leere Fläche. Der Tiertransporter war verschwunden. Die Kühe grasten friedlich am Bachufer.

«Ich Depp hab mir ned amal die Nummer aufg'schrieben!» Quirin schlug sich mit der flachen Hand gegen die Stirn. «Wem gehörn jetzt die Viecher, und was sag ich der Polizei?»

Ann Marie Polenz holte die Unterlagen, die sie im Füherhaus des Lastzugs sichergestellt hatte, aus ihrer Tasche. «Ich hab die Transportpapiere.»

Der Tierarzt sah sie begeistert an. «Großartig!», sagte er voller Bewunderung. Er blätterte in den Unterlagen und fand schnell alle Angaben über das Unternehmen, das die Transporte in Auftrag gegeben hatte. Dazu die Transportpapiere mit den Bestätigungen der Zollbehörden. «Der Gauner wird sich scho melden, wenn er merkt, dass ihm die Papiere fehlen. Ohne die kriegt der von der EU kein Geld.»

Mit Blaulicht und Martinshorn näherte sich jetzt der Streifenwagen. Die beiden Beamten setzten ihre Dienstmützen auf, als sie aus dem Wagen stiegen.

«Wo ist jetzt die Leiche?», wollte Haberland wissen.

Klein sah sich nervös um, als fürchte er einen Hinterhalt.

«Also, des is so», begann Quirin umständlich. «Die Frau Dr. Polenz und ich, mir san nur kurz zum Einödbauer g'fahrn, und wie mir zurückgekommen sind, da war der Lastwagen weg.

Es war ihm peinlich, die Polizei umsonst gerufen zu haben, aber er hatte auch nicht die Absicht, ihnen die Papiere aus dem LKW zu geben. Er war fest entschlossen, sich den Fuhrunternehmer, der sich auf Kosten der gepeinigten Tiere bereicherte, persönlich vorzuknöpfen.

Haberland hob den Zeigefinger: «Das ist Vortäuschung einer Straftat. Mindestens!»

«Und Nasführen des örtlichen Polizeipostens, was erschwerend hinzukommt», ergänzte Klein.

Aber Frau Dr. Polenz bestätigte, dass es sich genau so zugetragen habe, wie Dr. Engel gesagt hatte.

«Das nächste Mal, wenn so was vorkommt, warten S' am Objekt, bis mir da san!», herrschte Haberland den Tierarzt an. «Der Kollege Klein und ich – wir haben Wichtigeres zu tun, als einfach so durch die Gegend zu fahren!»

Die Beamten stiegen wieder in ihren Dienstwagen und fuhren davon.

Die Dämmerung überzog die Felsen ringsumher mit einem fahlen Schleier. Auf den Bergrücken waren bereits vereinzelte Lichter zu erkennen, die zu den hoch gelegenen Anwesen gehörten. Der Abendhauch einer Spätsommernacht senkte sich ins Tal.

Quirin verabschiedete sich von Ann Marie Polenz, die noch ein paar Hausbesuche vor sich hatte. «Ich geh morgen zum Hallhuber, heut is es eh schon zu spät», meinte er.

Wenn Sie Schützenhilfe brauchen, rufen Sie mich an!», sagte die Ärztin mit einem gewinnenden Lächeln, ehe sie ins Auto stieg.

Als der Fahrer des Lastwagens auf dem Hof des Fuhrunternehmens in Memmingen ankam, berichtete er seinem Chef sofort, dass jemand die Kühe auf eine Weide getrieben habe, während er Rast gemacht habe und vor Übermüdung eingeschlafen sei. Alleine sei es für ihn unmöglich gewesen, die Tiere wieder auf den Transporter zu verladen.

Für den Unternehmer Walter Bonk war es zunächst unwichtig, wo die Tiere waren. «Die Viecher krieg ich schon wieder, Hauptsache, die Papiere sind da.»

Mit einem Griff hinter die Sonnenblende wollte der Fahrer

die Unterlagen holen, aber er fasste ins Leere. Die Papiere waren nicht an ihrem gewohnten Platz. Fassungslos und mit zu-
nehmender Hektik durchsuchte er die Kabine.

Der Unternehmer tobte. «Gibt's denn so was? Lässt sich die
Viecher stehlen mitsamt den Papieren! Zu was zahl ich dich eigentlich? Aber eines sag ich dir: Du kommst mir für den Schaden auf, und wenn du bis an dein Lebensende dafür auf dem
Bock sitzen musst!»

Am nächsten Tag machte sich Quirin in aller Herrgottsfrühe
auf zum Hallhuber-Hof. Er wollte mit dem Großbauern gesprochen haben, bevor er seine Praxis öffnete.

Im Tal lag noch eine dünne Nebelbank. Das Sträßchen
führte steil und in engen Windungen bergauf. Schon nach
zwei, drei Kilometern stieß der rote Pick-up aus der weiß-
grauen Nebelschicht in die Helligkeit eines strahlenden Spät-
sommermorgens. Die Sonne hatte grade den Gipfel des Watz-
mannmassivs überstiegen und tauchte die schimmernden Berge in ein sanftes, goldenes Licht. Quirin hielt sein Fahrzeug an,
stieg aus und sog die klare Luft ein. So gut er die Bergwelt hier
kannte, so sehr war er immer wieder gebannt von ihrer über-
wältigenden Schönheit. Am liebsten hätte er den Wagen jetzt
stehen lassen, um Schritt für Schritt die schmalen Steige zur
Gipfelregion hinaufzuwandern. Aber er hatte ja etwas zu erledigen.

Joseph Hallhuber nahm zu Quirins Überraschung die Nachricht gelassen auf, dass auf den Rotenbachwiesen fremde Kühe
weideten. «Ich kann deinen Küh scho Asyl gebn, Herr Doktor,
aber umsonst ist der Tod, und der kost's Leben!»

Quirin versicherte dem Großbauern, dass er sein Geld vom
Eigentümer der Tiere bekommen würde. «Dafür verbürg ich
mich. Das kann ja ned die Welt kosten», meinte er.

Aber da hatte er Hallhuber unterschätzt. Der Bauer überlegte blitzschnell, dass der Tierarzt die Kühe so schnell nirgendwo anders unterbringen konnte.

Den Tierarzt ließ Hallhubers weit überzogene Forderung offensichtlich kalt. Mit den Papieren aus dem Lastwagen in der Hand war er sich ziemlich sicher, dass der Fuhrunternehmer zahlen würde.

Der Großbauer kannte diese Hintergründe nicht. Er wunderte sich nur, dass Quirin bei der Summe, die er nannte, ruhig blieb. Statt sich über den unverhofften Geldsegen zu freuen, ärgerte er sich, dass er nicht noch viel mehr verlangt hatte …

Während sie sich noch unterhielten, kam ein Sportwagen mit hohem Tempo den Berg herauf. In jeder der engen Kurven quietschten die Reifen. Am Steuer des Flitzers saß der Fuhrunternehmer Walter Bonk, der inzwischen in Erfahrung gebracht hatte, dass seine Kühe auf Hallhubers Weide standen.

Er sprang aus seinem Wagen und fragte ohne zu grüßen: «Ist der Bauer zu Hause?»

Quirin und Hallhuber blickten sich an. Der Großbauer war gerade dabei, einen Zaun zu reparieren. Er sah in seiner abgetragenen Weste und der zerbeulten Cordhose auf den ersten Blick nicht unbedingt wie der Besitzer des stattlichsten Anwesens im ganzen Kierertal aus.

«Na, der Bauer is ned zu Haus'», sagte er.

«Und wo finde ich dann den Viehdieb, den gottverfluchten?», herrschte ihn Bonk an.

«Also, ein Viehdieb ist der Hallhuber-Bauer bestimmt nicht», sagte der Großbauer.

Ja, da wär ich an Ihrer Stelle auch vorsichtig», schob Quirin nach und fragte dann: «Die Kühe auf der Rotbachtalweide gehören also Ihnen?»

Walter Bonk sah ihn an. Das war also der zuständige Landwirt, auch wenn er nicht zu dem Bild passte, das sich der Fuhrunternehmer von einem Bergbauern gemacht hatte. Der Mann trug Cowboystiefel, eine rote lange Lederhose und ein bunt geschecktes Hawaiihemd. Bonk versuchte einzulenken. «Wenn das Ihre Wiese ist», wandte er sich an Quirin, «können wir uns sicher einigen.»

«Ja, da bin ich jetzt aber g'spannt», meinte Hallhuber.

«Halten Sie doch den Mund!», fuhr ihn Walter Bonk an, und zu Quirin sagte er: «Nimmt sich Ihr Knecht nicht ein bisschen viel raus?»

«Ja, wissen S', er ist der Altknecht, da hat man schon ein paar Rechte mehr.» Quirin hatte Mühe, sich das Lachen zu verbeißen, und Hallhuber schien es ähnlich zu gehen.

«Haben Sie eigentlich die Papiere der Viecher?», fragte der Fuhrunternehmer.

Quirin wog den Kopf hin und her. Das konnte Ja, aber auch ein Nein bedeuten.

Bonk nahm es für ein Ja. «Gut, Sie geben mir die Papiere, ich zahl Ihnen einen ‹Finderlohn› für die Kühe, und damit hätten wir die Sache aus der Welt.»

«Seit wann zahlt ma einem Viehdieb jetzt Finderlohn?», fragte Hallhuber mit einem Gesicht, als ob er kein Wässerchen trüben könnte.

«Jetzt halten Sie sich doch endlich mal raus!» Bonk ballte die Fäuste.

Hallhuber machte einen Schritt auf ihn zu. «Das Vieh steht auf *meinem* Land, g'funden hat die Küh allerdings der Dr. Engel.» Er deutete auf Quirin.

Jetzt verstand der Unternehmer gar nichts mehr. «Wie …? Was …? Sie sind …? Sein Kopf fuhr zu Quirin herum. «Und Sie sind …?»

«Ja, gell», sagte Quirin, «der Schein trügt, aber er scheint.

Der Herr hier ist der Bauer Hallhuber und ich bin der Tierarzt Dr. Engel.»

Um die Situation zu entschärfen, griff Walter Bonk nach seiner Brieftasche und nahm ein Bündel Banknoten heraus. «Meine Herren, Zeit ist Geld, das gilt für Sie bestimmt genauso wie für mich.»

Hallhuber ließ das Bündel Scheine nicht aus den Augen.

Auf Quirin machten die Banknoten offenbar keinen besonderen Eindruck. «Wenn das Ihre Küh san, bekommen S' von mir eine Anzeige wegen Tierquälerei und dazu eine wegen Subventionsbetrug. Ich hab mich heut erkundigt, wie hoch die Strafen dafür sind.» Er notierte sich demonstrativ die Autonummer des Sportwagens. Das sollte ihm nicht noch einmal passieren, dass einer sich so einfach aus dem Staub machte.

Der Unternehmer begann zu schwitzen.

«Kommen Sie, wir machen einen kleinen Spaziergang», sagte Quirin nun wieder ganz freundlich.

Bonk sah von Quirin zu Hallhuber, um irgendein Anzeichen dafür zu entdecken, was die beiden vorhatten. Aber sie hatten ihre Pokergesichter aufgesetzt. Zögernd folgte er dem Tierarzt entlang der Koppel, auf der die Haflinger des Großbauern grade fröhlich galoppierten, wie jeden Morgen, wenn sie aus der Dunkelheit des Stalls auf die Weide entlassen wurden.

«Passen S' auf», meinte Quirin, nachdem sie sich ein Stück von Hallhuber entfernt hatten, «es gibt da noch eine andere Lösung des Problems.»

Erwartungsvoll sah Bonk den Tierarzt an.

«Sie verkaufen die Kühe zu einem Sonderpreis von …» Er blieb stehen. «… von, sagen wir, dreihundert Mark das Stück an Hallhuber und spenden die Summe der Tierfarm von Marlies Goll.»

Bonk starrte ihn an. «Da kann ich die Viecher ja gleich verschenken!»

«Auch okay», antwortete Quirin trocken.

Sie glauben doch nicht im Ernst, dass ich mich auf so etwas einlasse?»

«Oder sagen wir fünfhundert pro Kuh!»

Bonk starrte ihn immer ungläubiger an.

«Und wenn Sie nicht ganz schnell ja sagen, wird's noch teurer», schob Quirin nach, dann wird Hallhuber die Tiere gar nicht nehmen.» Der Unternehmer hatte sich schon fast damit abgefunden, dass er für seine Kühe kein Geld bekommen würde. Jetzt wollte er wenigstens die Subvention aus Brüssel retten. «Einverstanden!», sagte er rasch. «Und Sie geben mir dafür meine Papiere zurück.»

Quirin schüttelte den Kopf. «Mit dem Kuhhandel sparn Sie sich die Anzeige wegen Tierquälerei. Um die Gefängnisstrafe kommen S' nur herum, wenn die Papiere ein für alle Mal ‹verloren› gegangen sind, verstehn S' mich?»

Der Fuhrunternehmer wischte mit seinem Taschentuch die dicken Schweißtropfen von der Stirn. «Sie wollen tatsächlich, dass mir das ganze Geschäft durch die Lappen geht?»

Quirin nickte gelassen. «Und wenn S' weitermachen mit diesen Betrügereien, dann find ich plötzlich die Papiere wieder und Sie sind doch noch dran!»

Bonk schnappte nach Luft. Sein Gesicht verfärbte sich, wurde zuerst bleich und lief dann blaurot an.

«Wenn S' einen Arzt brauchen, kann ich Ihnen Frau Dr. Polenz empfehlen, die stellt Sie mit einer Spritze wieder auf.» Quirin machte kehrt, um Hallhuber sein Angebot zu unterbreiten.

Der Zaun war inzwischen repariert, der Bauer räumte gerade sein Werkzeug auf.

Quirin kam ohne Bonk zurück. «Der Viehtransporteur hat sich erst mal setzen müssen, um sich von dem Schreck zu erholen», erklärte er Hallhuber und fügte dann beiläufig hinzu: «Ich hätt da fünfundzwanzig junge Milchrinder zu verkaufen, sechshundert das Stück. Die san mindestens das Dreifache wert.» Er war sich sicher, dass der Großbauer dieses Angebot nicht ausschlagen würde.

Hallhuber sah ihn aus schmalen Augen an.

«Wo is der Haken bei dem G'schäft?» «Da gibt's kan Haken, die Küh stehn sogar scho auf Ihrer Wiese. Besser könnts doch nicht sein, da sparn S' die Transportkosten.» Quirin blieb ganz ruhig. Der Bauer durfte nicht merken, dass er das Geschäft unbedingt machen wollte.

Hallhuber zögerte schon aus Prinzip. «Wie ham S' denn den Bonk überredet, sein Vieh so billig herzugeben?»

Quirin grinste. «Das ist und bleibt mein Geheimnis. Ich könnt auch sagen, das fällt unter die ‹tierärztliche Schweigepflicht›. Also, was is jetz, schlagen S' ein?»

Bonk atmete noch immer schwer, als er zurückkam. Die Farbe in seinem Gesicht war jetzt Fahlgrau. Seine Felle schwammen ihm davon. Dabei war alles so einfach gewesen! Er hatte nur ein paar Zollbeamte schmieren müssen, und das hätte er noch oft wiederholen können. Die hingen schließlich schon mit drin. Spätestens in zwei Jahren hätte er aus dem Geschäft als reicher Mann wieder aussteigen können.

Damit der Handel nicht im letzten Moment noch platzte, flüsterte Quirin Hallhuber ins Ohr: «Auf fünfhundert krieg ich ihn noch runter.» Der Bauer nickte, ohne etwas zu sagen.

«Den Verkauf fixieren wir schriftlich», sagte Quirin zum Unternehmer.

Bonk starrte ihn hasserfüllt an. «Soll ich Ihnen sagen, was Sie sind?»

Der Tierarzt wollte antworten, aber Hallhuber kam ihm zuvor: «Ich nehm die Viecher, obwohl ich dieses Jahr eigentlich nix hab zukaufen wollen.» Es war ein gutes Geschäft und es ging ihn nichts an, was dieser Viechdoktor außerdem noch für Abmachungen mit diesem Bonk hatte.

Der Fuhrunternehmer hatte Quirin nicht aus den Augen gelassen: «Ein ganz mieser Erpresser sind Sie.»

«Aber ich mach's für eine gute Sache», sagte der Tierarzt fröhlich.

Quirin war allerbester Laune, als er zu Marlies Goll auf die Tierfarm kam. Dass es ihm nicht nur gelungen war, die Rinder vor weiteren Qualen bei den Transporten zu bewahren, sondern auch noch eine dicke Spende für die Farm herauszuholen, erfüllte ihn mit Genugtuung.

Als Marlies davon hörte, fiel sie ihm überschwänglich um den Hals. «Du bist wirklich mein Glücksbringer. Erst die 25 000 Mark in der Drehorgel, jetzt das viele Geld. Endlich kann ich meine Schulden bei den Futterlieferanten zahlen und hab sogar noch was übrig für den Umzug – das vergess ich dir nie!»

Quirin war fast ein wenig beschämt. Er hatte ja eigentlich nicht viel dafür getan. Dass er dem Fuhrunternehmer das Vieh nicht lassen konnte, war klar, und dem Großbauern wollte er die Rinder auch nicht schenken.

Das Wartezimmer war brechend voll, als er endlich in seine Praxis kam. Die Verhandlungen mit Hallhuber und Bonk hatten ihn weit mehr angestrengt, als er sich eingestehen wollte.

Sein erster Patient war Hansi, ein Wellensittich, der Husten hatte. Seine Besitzerin, ein etwa zehnjähriges Mädchen, sah mit angstvoll aufgerissenen Augen zu, wie der Tierarzt den kleinen Vogel behandelte.

Quirin sagte beruhigend: «Es passiert ihm nichts, musst keine Angst haben. Jetzt schau amal genau her – so wie ich das jetzt mache, machst du's dann auch. Drei Mal am Tag und immer sieben Tropfen.»

Das Mädchen nickte eifrig.

«Steht der Käfig an einer Stelle, wo's recht zieht?», wollte Quirin wissen.

Die Kleine nickte wieder. «Er steht am Fenster, und das ist meistens offen.»

«Dann stellst' ihn bitte irgendwo hin, wo's keine Zugluft gibt.»

Draußen kam lautes Motorengeräusch näher, das von einem schweren Traktor stammen musste. Quirin trat ans Fenster. In der Auffahrt zwischen Wohnhaus und Gemüsegarten erschien eine hochrädrige Zugmaschine. Am Steuer saß Joseph Hallhuber. Der Bauer hatte überraschend schnell erfahren, wo das Geld hingewandert war, das er für Bonks Kühe bezahlt hatte.

Quirin öffnete das Fenster. «Was gibt's denn so Dringendes?»

«Wenn S' mir g'sagt hätten, dass mein gutes Geld auf dem Hof mit diesen wilden Bestien landet, hätt ich nicht mitgespielt.»

Quirin lachte. «Deshalb hab ich's Ihnen ja auch nicht gesagt.»

«Von jeder Kuh müssens' heut noch eine Milchprobe nehmen und untersuchen lassen. Schließlich kann ich's mir ned leisten, dass von Ihre Küh irgendwelche Krankheiten bei mir auf dem Hof eing'schleppt werden. Und das geht natürlich auf Ihre Kosten, Viechdoktor!»

Quirin ließ sich die gute Laune nicht verderben. «Das hab ich sowieso vorgehabt. Deshalb hätten Sie sich ned extra herbemühen müssen», rief er Hallhuber zu und schloss das Fenster wieder.

Dem Großbauern blieb der Mund offen stehen. Doch dann grinste er und sagte leise: «Du Schlitzohr, du damisches!» Er wendete den Traktor auf der Wiese und tuckerte wieder davon.

Die Neue

Quirins Schwiegermutter Gerlinde hatte sein Lieblingsgericht gekocht und vorsorglich eine Flasche Chateau Biré aus dem Keller geholt, entkorkt und unter das offene Fenster gestellt, damit der Rotwein atmen konnte. Jetzt saßen sie am Tisch und aßen Schweinsbraten mit Knödeln und Rotkraut.

«Ich muss mit dir reden», sagte Gerlinde und stellte ihr Glas sanft wieder ab, nachdem sie den Wein gekostet hatte.

Quirin wusste genau, was kommen würde. Seine Schwiegermutter führte ihm den Haushalt, half in der Praxis und hatte dabei stets ein schlechtes Gewissen gegenüber ihrer Tochter Angelika, die ihre Hilfe genauso nötig gebraucht hätte wie Quirin. Dass es so nicht weitergehen konnte, wusste er nur zu gut. Und deshalb konnte er Gerlinde auch zuvorkommen.

«Ich hab schon eine Anzeige nach einer Sprechstundenhilfe aufgegeben.»

Gerlinde atmete auf. Sie hatte sich das Gespräch schwerer vorgestellt. Quirin schob seiner Schwiegermutter einen Zeitungsausschnitt hin.

Sie las: «Alleinstehender Tierarzt sucht Sprechstundenhilfe … Ja, sag amal, ist des jetzt eine Stellenanzeige oder eine Heiratsannonce?»

Quirin feixte: «Einen gewissen Anreiz muss man den Damen doch geben. Wer zieht schon freiwillig zu uns hier herauf in die Berge?»

Gerlinde schüttelte den Kopf. Sie sagte nichts weiter dazu, aber sie nahm sich vor, ein Auge darauf zu haben, wer sich da vorstellen würde. Und sie fand in Anja und Sebastian willige Verbündete. Die beiden hatten Ferien und verbrachten die meiste Zeit bei ihrem Vater und ihrer Großmutter in Hinterskreuth.

Die erste Bewerberin, die kam, war Anfang vierzig, hatte hoch toupierte blonde Haare und trug einen viel zu kurzen Rock. Ihre Stöckelschuhe hätte sie besser gegen bequemere Treter ausgetauscht, denn der Weg von der Straße herauf war nicht befestigt und ziemlich holprig. So war die Dame etwas echauffiert, als sie vor dem schönen alten Bauernhaus ankam. Vergeblich suchte sie nach einer Klingel und entschloss sich schließlich zu klopfen.

Gerlinde empfing sie freundlich und die beiden Kinder gaben sich besonders artig.

«Wo finde ich denn den Herrn Doktor?», fragte die Frau, die sich als Carmen Hannesen vorstellte.

«Der ist auf der Sonnalm, Kühe besamen», sagte Gerlinde, «ich kann Sie ja schon einmal mit dem Haushalt vertraut machen.»

«Mit dem Haushalt, ja warum das denn?»

«Na ja, damit Sie wissen, wo die Putzmittel sind und welches Geschirr Sie fürs Kochen brauchen.»

«Sind Sie gut in Englisch?», fragte Sebastian.

«Es geht so. Warum?»

«Wegen der Hausaufgaben halt», ließ sich Anja hören.

«Hausaufgaben?»

«Ich denk, das wird Ihnen Spaß machen», sagte Gerlinde

scheinheilig. «Mit den beiden und ihren Geschwistern jeden Tag die Hausaufgaben zu machen.»

«Ich?» Auf Carmen Hannesens Wangen traten hektische rote Flecken. «Ich denke, der Herr Doktor ist allein stehend.»

«Er hat sich von seiner Frau getrennt. Aber seinen Kindern ist er ein fürsorglicher Vater», sagte Gerlinde.

«Und wie viele sind es …? Kinder, meine ich.» «Sieben», sagte Sebastian, ohne mit der Wimper zu zucken, und begann an den Fingern abzuzählen: «Die Kathi, der Seppl, die Miriam, die Zensi, der Viktor und die Annemarie … Und wir zwei halt noch.»

«Das wären ja dann aber acht, wenn ich richtig mitgezählt habe!»

«Die Annemarie ist ein Pflegekind», sagte Gerlinde ungerührt.

Carmen Hannesen machte auf den hohen Absätzen kehrt.

Sie war schon halb draußen, als sie sagte: «So weit kommt das noch, dass ich mich unter Vortäuschung falscher Tatsachen hier in die Einöde locken lasse!»

Die Nächste hieß Walpurga Zensinger, war mindestens einen Meter achtzig groß, und als sie an die Tür klopfte, meinte Gerlinde, ein Holzknecht stehe draußen. Quirin, der inzwischen nach Hause gekommen war, stieg die Treppe herunter.

«San Sie der Tierarzt?», fragte Walpurga und maß ihn vom Kopf bis zu den Füßen.

«Ja, der bin ich.»

«Gut, dann will ich Ihnen gleich sagen, wie ich mir das vorstelle …»

«Wollen S' ned vielleicht zuerst von mir hören …?»

«Das brauch ich nicht. Ich bin lang genug im Beruf. Wenn ich hier den Haushalt mit schmeißen und auf die zwei Kinder da aufpassen muss, macht mir das nichts aus. Arbeiten kann ich wie ein Pferd.»

«Ja, so sehen Sie auch aus», sagte Sebastian.

Sie fuhr zu ihm herum und sah ihn aus schmalen Augen an. «Dass du's gleich weißt, vorlaute Kinder ham's bei mir schwer. Sehr schwer!»

«Jetzt Moment …», sagte der Tierarzt.

«Ich lass mich überhaupt ned rumkommandieren», unterbrach sie ihn.

«Ja, das versteh ich gut», sagte Quirin gequält. «Jetzt ist es bloß schad, dass wir uns schon für eine andere entschieden haben.»

«Und warum sagen Sie das nicht gleich?»

«Bei Ihnen kommt man halt a bissel schwer zu Wort!»

Es war offensichtlich nicht einfach, die Richtige zu finden. Quirin hatte schon sieben Frauen wieder fortgeschickt, als Karin Janowski kam. Sie ging nicht ins Haus, sondern sofort in die Tierarztpraxis.

Quirin war total unter Stress und fuhr sie deshalb unfreundlich an: «Ich hab Sie für den Abend bestellt. Tagsüber hab ich keine Zeit.»

«Aber ich muss doch sehen, wie's bei Ihnen in der Praxis so läuft.» Während sie das sagte, fing sie eine Katze auf, die vom Behandlungstisch gesprungen war. Geschickt setzte sie das Tier zurück, blickte ihm in die Augen und meinte: «Sieht nach einem Leberschaden aus.»

«Stimmt.» Quirin war überrascht. «Schwer zu behandeln.»

«In dem Stadium gar nicht mehr zu behandeln», verbesserte ihn die junge Frau. «Besser man schläfert sie ein.»

«Sie ham leider recht.» Er nickte.

«Es ist nur immer so schwer, den Besitzern klar zu machen, dass es keinen anderen Ausweg mehr gibt.»

Zum ersten Mal sah er die Bewerberin genauer an. Sie war nicht sehr groß, wirkte sportlich, hatte straff nach hinten gekämmtes braunes Haar und dunkle Augen. «In dem Fall ist es sogar besonders schwer», sagte Quirin. «Die Frau Mühlbauer hängt so an dem Tier.»

«Ich könnte mit ihr reden», bot die junge Frau an.

«Also, noch san Sie ned eing'stellt!»

«Das hat damit nichts zu tun. Aber Sie kennen die Frau und die Katze wahrscheinlich schon länger. Mir sind beide fremd. Da schafft man sowas leichter.»

Quirin war froh über das Angebot, wenn er auch das Gefühl hatte, hier ein bisschen manipuliert zu werden. Karin Janowski redete mit Frau Mühlbauer und tröstete sie, als sie in Tränen ausbrach. Quirin schlug vor, bei Marlies Goll ein junges Kätzchen zu besorgen. Dort warteten so viele auf ein richtiges Zuhause.

Frau Mühlbauer war schon auf dem Weg zu der Tierfarm, als Quirin die neue Bewerberin seiner Schwiegermutter und den Kindern vorstellte.

Sebastian maß sie mit einem kritischen Blick. «Und Sie san ned scharf auf den Papa?»

Karin Janowski lächelte. «Solange einer mein Chef ist, interessiert er mich als Mann überhaupt nicht. Ich hab da so meine Erfahrungen.»

«Ich glaub, die passt!», sagte Sebastian zu seinem Vater, dem es höchst peinlich war, wie sein Sohn das Gespräch an sich gerissen hatte.

«Sie müssen entschuldigen», sagte Quirin zu Karin Janowski.

Die junge Frau lächelte nur. «Mir gefällt's hier», sagte sie. «Wenn Sie mich nehmen wollen, bleib ich gerne.»

Quirin streckte ihr seine Hand hin, und sie schlug ein.

Hopfen und Malz verloren

Der Bauer Berlinger war von Haus aus Werkzeugmacher. Er hatte früher bei einer großen Autofirma in Stuttgart eine gut bezahlte Stelle, die er aufgab, als er seine Frau Klara heiratete und ihr ins Berchtesgadener Land folgte. Ihr Vater war damals schon seit ein paar Jahren tot, der Mutter ging es von Tag zu Tag schlechter, und irgendjemand musste sich ja um die kleine Landwirtschaft kümmern. Als es mit der Mutter zu Ende ging, nahm sie ihrer Tochter das Versprechen ab, den Hof weiter zu führen.

Bei der Testamentseröffnung stellte sich heraus, dass der bäuerliche Betrieb hoch verschuldet war. Um einer Zwangsversteigerung zu entgehen, mussten sie entweder Äcker und Wiesen verkaufen oder den Hof. Die Bank hatte aus Rücksicht gegenüber der alten Bäuerin so lange stillgehalten – und das auch nur, weil der Bankdirektor als Kind einmal von der Bäuerin aus der Jauchegrube gerettet worden war.

Berlinger saß in einer Zwickmühle, aus der es kein Entkommen zu geben schien. Ohne Äcker und Wiesen nutzte der Hof nichts, ohne Hof konnten die Äcker nicht bestellt werden …

Die rettende Idee hatte Bankdirektor Karl Huber. Er schlug vor, den Hof zu verkaufen und vom Käufer zurückzupachten. Das würden große Industrieunternehmen mit Erfolg praktizieren, warum sollte so etwas nicht auch in der Landwirtschaft funktionieren? Steuern könnten eventuell auch gespart werden, sobald mit dem Hof ein Gewinn erwirtschaftet würde.

Ein Käufer war rasch gefunden. Bettina von Karlshagen war gerade dabei, ihr Vermögen umzuschichten. Sie wollte ihre Aktienpakete verkleinern und lieber einen Teil des Geldes in Immobilien anlegen. Außerdem hoffte sie insgeheim, dass sich der Betrieb auf Dauer nicht halten würde. Ihre Bedingung für den Pachtvertrag war das Vorkaufsrecht auf die landwirtschaftlichen Flächen, die zum Hof gehörten.

Es sah in der nächsten Zeit tatsächlich so aus, als würde die Gutsherrin Recht behalten, denn die Erträge der Berlingers deckten die laufenden Kosten nicht. Weder im ersten noch in den folgenden Jahren. Eine Wiese mussten sie bereits an die Freifrau von Karlshagen verkaufen, um den Pachtrückstand auszugleichen. Was von dem Geld übrig blieb, brauchten sie für dringende Reparaturen an den überalterten Maschinen. Es war zum Verzweifeln.

Dann machte Bettina von Karlshagen Berlinger eines Tages einen Vorschlag. Die unregelmäßigen Pachtzahlungen seien doch für beide Seiten eine Belastung. Klara könnte bei ihr die Pacht abarbeiten.

Berlinger dachte nach. Das würde bedeuten, dass er den Hof alleine bewirtschaften müsste. Sie hatten zwölf Kühe im Stall und ein paar junge Rinder auf der Weide. Das müsste zu schaffen sein. Wenn Klara einverstanden wäre, hätte er nichts dagegen.

Klara war einverstanden. Die Ehe war ihr im Laufe der Jahre eng geworden. Sie war ein freiheitsliebender Mensch und brauchte viel Luft zum Atmen, die sie im ständigen Zusammensein mit ihrem Mann nicht hatte. So kam ihr die Aussicht, wenigstens tagsüber auf dem Gestüt zu sein, wie eine Erlösung vor.

Was sie nicht wissen konnte, war, dass ihrem Mann die Arbeit rasch über den Kopf wachsen würde. Er war nicht in der Landwirtschaft aufgewachsen. Der Rhythmus, den die Natur den Pflanzen und Tieren und damit auch den Bauern vorgab, blieb ihm fremd. Immer wieder versuchte er, sich dagegen aufzulehnen. Er wollte die Situation selbst beherrschen, statt sich zu fügen; so wie er den Stahl beherrscht hatte, aus dem er einst mithilfe der großen Maschinen seine Werkzeuge geformt hatte.

Berlinger hatte sich von Anfang an fremd im Kierertal gefühlt. Und er kam den Menschen hier nicht näher. Das lag zum Teil an seinem schwäbischen Dialekt, aber auch daran, dass er sich als Bauer ungeschickt benahm. Die eingesessenen Landwirte lachten über ihn. Längst hatte sich auch herumsprochen, dass er mit seinem Hof am Ende war. Wenn sie darüber redeten, ob man ihm nicht helfen solle, pflegte ihr Wortführer Joseph Hallhuber zu sagen: «Wenn man ihm hilft, verlängert man bloß sein Leiden.»

Ein Freund blieb Berlinger: der Alkohol, mit dem er mehr und mehr Zeit verbrachte. Und Klara kam immer später vom Gestüt nach Hause.

Das lag freilich nicht nur an ihrem Mann, den sie kaum mehr nüchtern zu Gesicht bekam. Es lag auch an dem neuen jungen Stallmeister, der fast gleichzeitig mit ihr seinen Dienst auf Gestüt Karlshagen angetreten hatte.

Eines Tages rief Klara vom Gestüt aus bei Quirin an, ob er nicht nach einer Kuh auf ihrem Hof sehen könne. Sie habe den Eindruck, dass es der Lina von Tag zu Tag schlechter gehe, und ihr Mann verstehe sich ja nicht so gut auf die Tiere.

Quirin fuhr zum Berlinger-Hof. Die Schmerzensschreie der Kühe waren von weitem zu hören. Offenbar hatte der Bauer sie am Morgen nicht gemolken. Quirin fand ihn betrunken im Gras liegen. Er musste einen Melkeimer voll Wasser über ihm ausschütten, um ihn wach zu bekommen.

«Was ... was ischt denn los?», stammelte Berlinger.

«Dein Kuhstall is ein Saustall.» Wenn Quirin mit einem der

Bauern Tacheles reden wollte, duzte er ihn. Er packte Berlinger an der klitschnassen Jacke, zog ihn hoch und zerrte ihn zu dem Stall. «Wenn wir die Küh nicht sofort melken, platzen denen die Euter!»

«Ich kann au ned scheiße, Kraut hacke und dem Pfarrer d'Hand gäba, und des alles zur gleiche Zeit!», schwäbelte der Bauer und lehnte sich Halt suchend gegen den Türpfosten.

Der Tierarzt rief seinen Freund Jaco an. «Ich brauch dich sofort auf dem Hof vom Berlinger.»

Quirin konnte bei der Unruhe, die im Stall war, die kranke Kuh nicht richtig untersuchen, aber er sah, dass sie einen Blähbauch hatte, der sofort entlüftet werden musste.

«Du räumst als Erstes hier auf», befahl er dem Bauern.

«He, he, he, wie hemmer's denn?», protestierte der. «I lass mir von koim saga, was i zu macha hab, au net vom Tierarzt persönlich!» Berlinger torkelte aus dem Stall, er war wild entschlossen, weiter zu trinken.

Quirin ließ ihn in Ruhe. Die kranke Kuh war jetzt wichtiger. Wenige Minuten später rollte Jacos schwere Fünfhunderter-Maschine auf den Hof. Er nahm den Sturzhelm ab, schnappte sich einen Hocker und einen Melkeimer und begann sofort, die Kühe zu melken.

Der Tierarzt führte derweil einen langen Schlauch in den Schlund der kranken Kuh ein. Man konnte hören, wie das Gas aus dem Tiermagen mit einem leisen Pfeifen entwich. «Wannst da ein Streichholz hinhältst, kannst den Kuhstall mit der Flamme abfackeln», sagte Quirin zu Jaco und deutete auf das Ende des Schlauches.

Jaco ging sicherheitshalber einen Schritt in Richtung Stalltüre. «Das is das gleiche Gas, das im Winter unterm Eis die Blasen macht», erinnerte er sich. «Wir haben da in der Nacht mit dem Handbohrer kleine Löcher ins Eis gebohrt und das

Feuerzeug drüber g'halten. Überall am Seeufer san die Flammen aus dem Eis g'schossen, das war eine Riesenschau!»

Bald war wieder Ruhe im Stall. Quirin war inzwischen auf die Wiese gegangen, hatte frisches Gras geschnitten, brachte es auf einer Schubkarre in den Stall und verteilte es auf die Futtertröge. Die Kühe hatten Hunger und fraßen gierig.

Nicht zu viel auf einmal, meine Damen!», ermahnte der Tierarzt die Rinder. «Sonst geht's euch wie der Lina.» Zu Jaco sagte er: «Wir können unmöglich jeden Tag dem Berlinger sei Arbeit machen.»

«Aber allein kommt der ned z'recht», wandte Jaco ein. «Solang der an der Flaschen hängt, is Hopfen und Malz verloren.»

«Der bräucht jemand, der eine Zeit lang mit ihm wirtschaftet, damit er wieder Licht am Ende des Tunnels sieht», meinte Quirin. «Der Oskar Lammers vom Ökohof wär da genau richtig.»

Jaco nickte zustimmend. «Ma müsst dem Oskar vielleicht klar machen, dass er selber und seine Leut eine ganze Menge dabei profitieren könnten …»

«Und dass des eine gute Gelegenheit wär, den Berlinger vom naturnahen Wirtschaften zu überzeugen», fuhr Quirin fort. «Am besten reden wir gleich mit ihnen.»

Sie traten aus dem Stall.

«Und was machen wir mit dem da?», fragte Jaco. Er nickte zu Berlinger hinüber, der mit weit abgespreizten Beinen auf der Bank vor seinem Haus saß. Sein Kinn war auf die Brust gefallen. Der Bauer war eingeschlafen.

Er wachte auch nur kurz auf, als die Motoren der Fünfhunderter-Maschine und von Quirins Pick-up aufheulten. «Danke schön auch», kam es fast lautlos von seinen Lippen. Dann schlief er wieder ein.

Die neue Sprechstundenhilfe

Karin Janowsky, die neue Sprechstundenhilfe, kümmerte sich in der Praxis um die Patienten. Quirin hatte mal wieder alles andere im Kopf als seine Sprechzeiten.

Karin versuchte die Tierhalter bei Laune zu halten und ganz eilige Fälle, soweit sie das vertreten konnte, selbst zu versorgen. Das war nicht immer ganz einfach, musste sie erst den Leuten klar machen, dass sie durchaus etwas von Tiermedizin verstand.

Ein älterer Herr wartete geduldig, bis der letzte «Patient» behandelt war. Es kam Karin merkwürdig vor, dass er kein Tier bei sich hatte. Statt dessen wickelte er eine Heiligenstatue aus, als sie ihn ins Sprechzimmer bat.

«Sie wissen, dass wir eine Tierarztpraxis sind?»

Der Alte nickte: «Der Doktor hat meinen Hund erfolgreich von seinen Würmern befreit, da hab ich mir dacht, er könnt den heiligen St. Nepomuk auch von den Holzwürmern kurieren.»

«Heiliger St. Nepomuk, droben auf der Bruck», tönte es plötzlich lautstark von der Tür her, «bewahre uns vor Schaden, beim Schwimmen und beim Baden.» Quirin war eingetreten und gab diese Verse zum Besten, bevor er dem Alten riet, seine Statue zum Restaurateur Buchner zu bringen. «Der kennt sich mit dieser Art Wurmbefall besser aus, auch wenn Würmer durchaus zum Lehrfach der Tiermedizin gehören.»

Nachdem der alte Mann seine Statue wieder sorgfältig in die Tücher eingewickelt hatte, machte er sich mit seiner kostbaren Fracht auf den Weg.

Quirin seufzte vernehmlich. «Wenn das so weitergeht, holen mich die Leut demnächst auch noch zur Ungezieferbekämpfung!»

Karin musste lachen: «Dann brauchen wir aber auch ein

neues Schild am Haus: ‹Dr. Quirin Engel, Tierarzt und Kammerjäger.›» Sie setzte sich an den kleinen Schreibtisch. «Wie lange haben Sie schon keine Abrechnung mehr gemacht?»

Quirin seufzte: «Ich komm halt zu nix.»

«Sie jammern, dass mit der Praxis nicht genug Geld zu verdienen ist, aber Sie schreiben nicht mal die längst überfälligen Rechnungen! Glauben Sie denn, die Bauern tragen es Ihnen freiwillig ins Haus?»

«Vorsicht! Ich bin empfindlich, wenn man mich so anfegt.»

«Entschuldigung. Tut mir Leid. Aber Sie müssen da endlich Grund reinbringen, Herr Dr. Engel.»

«Ja, Sie haben ja Recht.» Widerstrebend setzte er sich nun neben Karin und sie schob ihm die unerledigten Fälle über den Tisch zu. Als im gleichen Augenblick das Telefon klingelte, war Quirin sichtlich erleichtert.

Marlies Goll rief an, um zu fragen, ob er noch rasch bei ihr vorbeischauen könne. Die Wunde am Bein von Bimbo, dem Elefanten, sei wieder aufgebrochen – eine alte Verletzung, die von dem Eisenring stammte, mit dem er lange Jahre angekettet gewesen war.

«Ja, tut mir Leid. Das ist ein dringender Fall», sagte Quirin zu Karin Janowski.

«Kommt wie bestellt, nicht wahr?»

Er lächelte sie offen an. «Wenn ich ehrlich bin, ja!»

Die Sonne war schon untergegangen, als der Tierarzt bei Marlies Goll eintraf. Die Abende wurden jetzt schon empfindlich kalt. Aus den Wiesen stieg Nebel auf. Vom Dorf her klangen leise die Kirchenglocken, die zur Abendandacht riefen. Die Berge standen wie Schattenrisse gegen den hellen Himmel.

«Ich hab g'hört, du hast eine neue Sprechstundenhilfe», sagte Marlies.

«Ja, du hast ja leider ned so viel Zeit.» Quirin wechselte den Verband des Elefanten, was sich das kluge Tier ruhig gefallen ließ. Dann gab er dem Dickhäuter eine Spritze gegen Wundfieber. «Dem Bimbo fehlt Gesellschaft», sagte er. «Elefanten sind Herdentiere. Der Kerl stirbt dir womöglich, wenn er weiter allein bleibt.»

«Was soll ich denn machen? Ich kümmere mich schon so oft ich kann um ihn.»

Quirin legte kurz seine Hand auf Marlies' Arm. «Dir macht doch niemand einen Vorwurf.» Doch dann verkrampfte sich seine Hand.

«Aua!» Marlies Goll krümmte sich.

«Da! Schau doch. Was ist denn des?»

Ein Feuerschein flackerte über den gezackten Rand eines kleinen Tannenwaldes.

«Das muss beim Berlinger sein!», rief Marlies entsetzt.

Sie stürzten zum Auto. Noch bevor sie die Türen zugeschlagen hatten, gab Quirin Gas und raste die schmale Bergstraße hinab.

«Der wird doch nicht im Suff seinen Hof angezündet haben!», rief er besorgt.

Marlies konnte vor Schreck nicht antworten, sie klammerte sich an den Haltegriff, um nicht gegen das Dach zu stoßen, wenn Quirin, ohne zu bremsen, durch die Schlaglöcher fuhr.

Die alte Scheune brannte lichterloh, als sie auf dem Berlinger-Hof ankamen. Klara Berlinger versuchte vergeblich, die Flammen zu löschen. Der Bauer torkelte sturzbetrunken umher. Gegen die Flammen sah es aus, als tanze er – die Arme weit ausgebreitet – zu einer wilden Musik.

Quirin sprang aus dem Wagen und riss den Feuerlöscher aus seiner Halterung. Er rannte auf die Flammen zu. Berlinger stolperte ihm vor die Füße und wäre unweigerlich ins Feuer gefallen, wenn ihn der Tierarzt nicht im letzten Moment zurückgerissen hätte. Marlies hatte eine Mistgabel gepackt, riss nun ein paar brennende Bretter vom Gebälk und schob sie in den kleinen Ententeich, wo sie zischend verloschen.

Quirin drückte Klara den Feuerlöscher in die Hand. «Da draufdrücken», schrie er. «Ich hol die Kühe raus!» Er hatte gesehen, dass erste Feuerzungen auf das Stallgebäude übergegriffen hatten und an den Holzwänden emporleckten.

Marlies Goll und Klara Berlinger schlossen den betrunkenen Mann im Haus ein und machten sich dann mit vereinten Kräften wieder daran, das Feuer einzudämmen.

Endlich rückte ein Löschzug an. Kurze Kommandos hallten über den kleinen Bergrücken. Schläuche wurden ausgerollt. Ein Hydrant war hundertfünfzig Meter entfernt an der Straße. Es dauerte noch eine halbe Stunde, ehe der Brand gelöscht war. Die Scheune war ein Raub der Flammen geworden. Der Stall war gerettet. Die Kühe grasten auf der Wiese, als ob nichts geschehen wäre.

Noch während der Löscharbeiten wurde der betrunkene Bauer von der Kriminalpolizei vernommen. Ludwig Berlinger wurde sofort der Brandstiftung beschuldigt.

Er stritt diesen Verdacht jedoch mit aller Entschiedenheit ab. Neben der Scheuer isch doch der Stall! Da stehen zwölf Stück Vieh drin! I hätt doch riskiert, dass die verbrennen! Ihr Seggel hend doch koi Ahnung, was das für einen Landwirt hoißt!» Berlinger war außer sich.

Bevor er eine Anzeige wegen Beamtenbeleidigung bekam, schob ihn Klara wieder ins Haus, was ihr erst nach mehreren Anläufen gelang.

I kenn jede oinzelne Kuh mit ihrem Namen!», brüllte er noch im Hausflur.

Völlig erschöpft und rußverschmiert kam Quirin spät am Abend nach Hause.

Gerlinde starrte ihn entsetzt an. «Sag amal, bist du unter die Räuber gefallen?»

«Sie wollen dem Berlinger anhängen, dass er seinen Hof angezündet hat.» Quirin erzählte, was passiert war.

«Es mag ihn halt keiner», sagte Gerlinde.

Der Tierarzt nickte. «Es is hier für jeden schwer, der fremd ist. Ich weiß, wovon ich rede», sagte er. «Und besonders schwer ist es, wenn einer aus Preußen oder aus dem Schwabenland kommt! Den ham d'Leut g'fressen, da kann einer machen, was er will.»

«Woanders is das genauso», versuchte Gerlinde ihre Landsleute zu verteidigen.

Aber Quirin hatte ihr gar nicht richtig zugehört. «Sie geben so einem wie dem Berlinger von vornherein keine Chance. Und wenn er sich aufn Kopf stellt und mit den Füßen wackelt. Der geht unter – und d'Leut schaun dabei zu!»

«Sei doch ned so pathetisch», sagte Gerlinde.

Quirin hatte Albträume. Ein lichterloh brennender Ballen Stroh fiel beim Löschen auf ihn herunter, und dann spürte er nur noch, wie Feuerwehrleute ihn aus der Glut herauszogen. Trotzdem wurde ihm plötzlich kalt.

Als er wach wurde, stellte sich heraus, dass Anja mit einem Satz auf ihn draufgesprungen war, während Sebastian mit einem kräftigen Ruck die Bettdecke weggezogen hatte. Quirin verstand im ersten Moment gar nicht, was los war. Traum und Wirklichkeit mischten sich und es dauerte eine ganze Weile, bis er die Zusammenhänge begriffen hatte.

Die Kinder bettelten beim Frühstück, dass Quirin sie zu Marlies Goll auf die Tierfarm bringen sollte, sie hätten Sehnsucht nach Kolja und dem Elefanten. Er hatte zwar für den Vormittag andere Pläne, aber schließlich siegte die Hartnäckigkeit der Kinder.

Anja hatte vorher noch ein anderes Anliegen. Quirin sollte nach ihrem Hasen Jonath anschauen. Sie war fest davon überzeugt, dass er krank war.

Ihr Vater vertröstete sie auf später. «Ich hab's eilig, und wenn ich jetzt noch den Umweg über die Tierfarm mache, komm ich eh zu spät.»

Auf der Farm war eine merkwürdige Stimmung. Die Tiere liefen unruhig in ihren Gehegen hin und her. Der Elefant trompetete, als er den Tierarzt sah. Von Marlies Goll war weit und breit nichts zu sehen. Quirin hupte erst, dann klopfte er an die verschlossene Haustür. Keine Reaktion. Sebastian schleppte eine Leiter an, um in ein Fenster im ersten Stock einzusteigen, das halb geöffnet war.

Da ging langsam die Tür auf und Marlies Goll stand im Nachthemd vor ihnen.

Sie blinzelte in die Sonne. «Des is mir jetzt noch nie passiert», entschuldigte sie sich. «Die Tiere brauchen dringend Wasser und Hunger haben's auch!» Im Nachthemd wollte sie sich an die Arbeit machen.

Die Kinder schickten sie energisch zurück ins Haus. «Wir kennen uns doch aus. Du ziehst dich in Ruhe an und wir versorgen die Tiere!»

Quirin machte Marlies ein Zeichen, sie solle die beiden ruhig machen lassen. «Du bist ja auch fast die ganze Nacht auf den Beinen gewesen», meinte er noch, bevor er in den Pickup stieg. «Ich muss wieder los. Die zwei ‹Tierpfleger› hol ich später wieder ab, wenn's recht is!»

Dann startete er den Motor. Es gefiel ihm, wie seine beiden

Kinder gleich erkannt hatten, wo sie gebraucht wurden und was zu tun war.

Quirin traf schon auf dem Marktplatz in Hinterskreuth den Bürgermeister, den er eigentlich auf dem Rathaus sprechen wollte.

«Was ham die Leut gegen den Berlinger?», wollte er von ihm wissen.

Das Gemeindeoberhaupt sah sich erst um, ob ihnen jemand zuhören konnte, ehe er mit einer langatmigen Ausführung begann. Diese endete damit, dass Berlinger offenbar der einzige Bauer war, der seine Wiesen nicht für den neuen Skilift hergeben wollte. Das Planfeststellungsverfahren drohe an der sturen Haltung Berlingers zu scheitern. Das wiederum hätte für alle Beteiligten an der «Kreuther Lift AG» enorme finanzielle Einbußen zur Folge. Und dies seien nicht nur die Banken und Honoratioren, sondern auch einige Bauern, die mit ihren Grundstücken einen Anteil an der AG erworben hätten.

Die neue Liftanlage war das letzte und entscheidende Verbindungsstück zwischen Kaiserspitze und Fürstkogel, das für den Skizirkus erforderlich war. Die Investitionen der letzten Jahre standen auf dem Spiel.

Der Bürgermeister hatte sich richtig in Rage geredet. Der Fall Berlinger war ein Politikum. Offenbar hatte das Gemeindeoberhaupt auch in das Projekt investiert, vermutlich über seine Frau, um bei den Abstimmungen nicht als befangen zu gelten.

Quirin verstand die Aufregung nicht. «Ich denk, dem Berlinger g'hört nix?»

«Er hat doch nur den Hof und die Wiesen unmittelbar drum herum von der Freifrau von Karlshagen gepachtet. Berlinger hat aber noch gut drei Hektar Land, also Äcker und Wiesen, die seine Frau mit in die Ehe gebracht hat, und da sind eben auch ein paar Flurstücke dabei, die jetzt für den Lift gebraucht werden.»

Quirin verstand jetzt, warum der Bauer von einigen Leuten geschnitten wurde und andere ihre Feindschaft gegen den Zugereisten offen zur Schau trugen. Da war Neid mit im Spiel.

Auf dem Rückweg fuhr Quirin auf dem Vogel-Hof vorbei. Er hatte in den letzten drei Wochen die Rinder dort gegen einen rätselhaften Ausschlag behandelt. Jetzt hatte er das Ergebnis einer Gewebeuntersuchung vom Veterinäramt bekommen. Der Ausschlag sei unbedenklich, hieß es da: «Keinerlei Seuchengefahr.»

Vogel strahlte. «Dem Herrn sei Dank, er hat mein Flehen und meine Gebete erhört!»

«Wenn er nur auch mein Flehen erhört, dass Sie die offenen Rechnungen endlich zahlen!», meinte Quirin und ließ ihm eine Salbe da, mit der er die befallenen Stellen weiter behandeln sollte. Ganz nebenbei fragte er, was der Bauer denn von dem Brand bei Berlinger halte.

«Für den bete ich jeden Tag», antwortete Vogel salbungsvoll.

«Beten Sie für ihn, weil Sie Mitleid mit ihm haben oder weil Sie hoffen, dass Berlinger seine Wiesen endlich für den Lift hergibt?»

«Ich bete für ihn. Ich bitte den Herrn, die Sucht nach dem Alkohol von ihm zu nehmen.»

Quirin wechselte das Thema: «Sagen Sie, warum stehen Ihre Küh eigentlich ned auf der Weide wie bei den andern Bauern?»

«Im Stall machen's weniger Arbeit.»

«Vielleicht denken Sie dann amal darüber nach, dass diese Tiere auch Gottes Geschöpfe sind, die der Herr nicht dafür geschaffen hat, ein Kuhleben lang im Stall eingesperrt zu sein?», rief Quirin im Gehen und ließ den verdutzt dreinschauenden Bauern zurück.

Die Spinner vom Ökohof

*Q*uirin fuhr zum Ökohof, wo Oskar Lammers sich mit der Sense abmühte, eine Wiese zu mähen, die schon ziemlich hoch stand. Der junge Mann schwitzte heftig, während die anderen Hofbewohner um ihn herumstanden und gute Ratschläge gaben. Als die Spitze der Sense wiederholt in den Boden fuhr und stecken blieb, klatschten sie in die Hände.

«Auch das will gelernt sein!», rief Quirin und zog die Sense vorsichtig aus der Erde. Dann sah er sie sich genau an, fuhr prüfend mit dem Daumen über die Schneide. «Darauf könnt's alle miteinander durchs Tal reiten, ohne dass sich einer was dabei tut.»

Auf seine Frage, wo sie den Wetzstein hätten, blickten sie sich ratlos an. Sie hatten diesen Ausdruck noch nie gehört, geschweige denn eine Ahnung, wo ein solcher Stein sein könnte.

«Und dengelt g'hörts halt auch noch», meinte der Tierarzt dazu.

Quirin fand einen abgenutzten Wetzstein in der Scheune, machte ihn am Brunnen nass und führte ihn gleichmäßig von links und rechts über die Flanken des Sensenblattes.

Es dauerte eine Weile, bis er mit dem Ergebnis einigermaßen zufrieden war. «Ich glaub, ihr müsst noch eine ganze Menge lernen, wenn ihr so einen Hof ernsthaft bewirtschaften wollt», bemühte er sich hochdeutsch zu reden, damit ihn auch alle verstanden.

Dann begann er mit weit ausholenden, gleichmäßigen Schwüngen zu mähen. In ordentlichen Reihen legte sich das Gras vor seinen Füßen auf den Boden.

Quirin zeigte Oskar Lammers, wie man ausholen und mit einer Drehung die Sense im Halbkreis um den Körper führen musste, damit sie knapp über dem Boden die Halme abtrennen konnte. «Und am Ende ganz leicht nach oben ziehen, damit die Spitze nicht ins Erdreich fährt!» Er warf einen Blick zum Himmel. «Außerdem müsst ihr euch beeilen. Im Radio ham's Regen vorhergesagt. Vorher sollte euer Heu in der Scheuer sein, und zwar trocken!»

«Klugscheißer», entfuhr es Evi.

Heiko, der neben ihr stand, sagte: «Pssst, bring ihn jetzt bloß nicht draus.»

Quirin hatte sich inzwischen weit in die Wiese hineingearbeitet. Er liebte diese Arbeit, die gleichmäßige, rhythmische Bewegung tat ihm gut. Auch dass er ins Schwitzen geriet, gefiel ihm. Hatte er doch das Gefühl, sich endlich mal wieder körperlich austoben zu können. Doch dann hielt er inne und reichte Oskar die Sense mit der Aufforderung, es jetzt noch einmal selber zu versuchen.

Oskar machte bald schon deutliche Fortschritte in der hohen Kunst des Mähens mit der Sense. Er war richtig begeistert, wie leicht und effektiv es sich mit diesem einfachen Gerät arbeiten ließ.

Quirin nutzte die Gunst der Stunde: «Ihr könnt die Landwirtschaft ned aus Büchern lernen! Dazu braucht ihr einen, der euch praktische Tipps gibt. Sonst kommt ihr mit dem Loifinger-Hof nie auf einen grünen Zweig.»

Oskar hörte auf zu mähen. «Wie soll des gehn? Die Bauern wollen doch gar nichts von uns wissen!»

Das stimmte. Als die vier jungen Leute vor einem Jahr im Kierertal angekommen waren, um den Loifinger-Hof in Besitz zu nehmen, waren sie mit Hohn und Spott empfangen worden. Jetzt gab es also in Hinterskreuth auch so ein paar Spinner, die meinten, sie müssten sich in der Natur selbst verwirklichen, indem sie einen Bauernhof betrieben wie vor hundertfünfzig Jahren: Keine Maschinen, kein Kunstdünger, keine modernen Anbau- und Zuchtmethoden. Vor Kühen hatten sie Angst, um Schafe machten sie einen weiten Bogen. Und der Käse, den sie nach Anweisungen aus Büchern machten, verschimmelte ihnen regelmäßg, bevor er reif war. Erfolgloser als diese Freaks konnte man nicht wirtschaften.

«Ich hätt da schon eine Idee», meinte Quirin. «Einer von euch könnt doch für einige Zeit mit dem Ludwig Berlinger zusammenarbeiten. Der könnt euch eine Menge übers Landwirtschaften beibringen, und ganz nebenbei könntet ihr den Sturkopf vom naturnahen Wirtschaften überzeugen. Damit wär euch beiden g'holfen.» Er schilderte die Situation auf dem Berlinger-Hof und sagte zu Oskar: «Du bist doch ein studierter Psychologe. Du müsstest ihm doch helfen können!»

«Ich bin jetzt Bauer», gab Oskar zurück und schlug eine neue Schneise in das hohe Gras.

«Du willst einer werden», entgegnete Quirin, «und dabei könnt dir der Berlinger helfen.»

«Okay, ich red mal mit ihm», meinte er.

Quirin stieg zufrieden grinsend in seinen Pick-up und fuhr davon.

Nachdem Oskar eine weitere Reihe gemäht hatte, bedachten ihn die drei anderen mit Applaus und Jubel.

«Genau so habt ihr euch das ökologische Landwirtschaften vorgestellt», meinte Oskar: «Einer macht die Arbeit und die anderen schaun zu. Aber nix is! Jetzt kommt der Nächste dran, bis die Wiese fertig gemäht ist!»

Quirin stellte das Auto auf dem Hof von Berlinger ab. Er hörte von weitem, dass sich die Eheleute wieder mal laut und heftig stritten.

«Deine Trinkerei macht alles kaputt!», schrie Klara mit sich überschlagender Stimme. Zuerst verkommst du und dann der

Hof. Wannst meinst, ich schau da seelenruhig zu, hast dich g'-schnitten!»

Berlinger versuchte, seine Frau zu besänftigen: «Des wird mir älles z'viel, i packs oifach net alloi. Wenn du aufhörscht auf'm Gestüt, wär älles oifacher.»

«Wenn ich nimmer bei der Frau von Karlshagen arbeite, dann ham mir gar kein Geld mehr. Was du hier erwirtschaftest, versaufst du doch gleich wieder! Ich hör erst auf, wenn du aufg'hört hast mit deiner Trinkerei, das is mein letztes Wort!»

Quirin musste mehrfach klopfen, bis die beiden ihn hörten. Berlinger war froh, dass der Tierarzt die Standpauke seiner Frau unterbrach. Klara dagegen passte der Besuch überhaupt nicht. Erst recht nicht, als sie hörte, dass ihr Ludwig auf dem Loifinger Hof den «Aussteigern» zur Hand gehen sollte.

«Des fehlt grad noch», schimpfte sie, «der wird so scho ned fertig mit der Arbeit.»

Erst als sie erfuhr, dass Oskar im Gegenzug hier mit anpacken würde, wurde sie ruhiger. Sie hatte verstanden, was der Tierarzt sich dabei gedacht hatte:

Ihr Ludwig brauchte eine Aufgabe, bei der er helfen konnte. Dann würde er auch bereit sein, sich selbst helfen zu lassen.

Jetzt ging es noch um die Wiesen für den Skilift. Quirin war klar, dass Berlinger keine Ruhe im Kierertal haben würde, ehe das nicht geklärt war. «Die Leut leben vom Wintersport. Deshalb sind's auch so hinter den Grundstücken her, die sie für die Schischaukel brauchen.»

«So isch es», erwiderte Berlinger, «aber die Saubande will mi ned in die Liftgesellschaft aufnehmen! Dann bekommen sie au ned des Wiesle, und wenn se das nächste Mal den ganzen Hof niederbrennen!»

Quirin versprach, mit Hallhuber zu reden. Er konnte sich

nicht vorstellen, dass das ein so großes Problem sein würde, den Berlinger in die Kreuther Lift AG aufzunehmen.

Klara begleitete ihn zum Auto. «Sie hat heut der Himmel g'schickt», sagte sie zum Abschied. «Ich hab wirklich nimmer weiterg'wusst!»

«Wenn d'Leut ned miteinander reden, muss ma halt manchmal ein bissel nachhelfen. Schad' ja nix.» Damit schwang sich Quirin in seinen roten Pickup, um die Kinder abzuholen.

Sebastian und Anja hatten viel erlebt auf der Tierfarm und plapperten aufgeregt auf dem ganzen Heimweg. Als sie auf dem Hof des Tierarztes ankamen, lief Anja sofort zu ihrem Hasen, um nachzusehen, ob es ihm inzwischen besser ging. Auf Quirin warteten bereits seine Patienten.

Aus dem offenen Fenster des Behandlungszimmers tönte ein lautes «Arschloch! Arschloch!» Sebastian war neugierig und schwang sich auf den Sims, um nachzusehen, wer da so unflätig schimpfte. Es war ein Graupapagei, der wegen einer Bindehautentzündung in die Praxis gebracht worden war.

Gleich als Quirin ins Wartezimmer kam, stürzte die Frau des Bürgermeisters auf ihn zu: Ob er nicht gleich mal nach ihrem Putzi sehen könne, ihr Liebling sei schwer erkrankt.

«Wie schwer Ihr Putzi erkrankt ist, werd ich Ihnen sagen, wenn Sie dran sind», entgegnete Quirin. «Einer nach dem anderen, das gilt auch für die Frau des Bürgermeisters!» Damit verschwand er im Behandlungszimmer.

Karin hatte dem Papagei bereits Augentropfen verabreicht. «Die Lidbindehaut ist geschwollen», informierte sie den Doktor.

Quirin untersuchte den Vogel gründlich. «So ein Graupapagei ist ein gescheites Tier. Du kannst ihm außer ‹Arschloch› noch ein paar andere Wörter beibringen», sagte er zu dem jugendlichen Besitzer. «Wie wär's mit: ‹Schäm dich›?» Er gab dem Jungen eine Augensalbe mit.

Als die beiden das Behandlungszimmer verließen, tönte es plötzlich: «Schäm dich! Schäm dich!»

«Der is ja noch gelehriger, als ich geglaubt hab!», meinte Quirin lachend und bat den nächsten Patienten herein.

Der Hase Jonathan

Nach der Sprechstunde wartete das Abendbrot, das Gerlinde liebevoll gerichtet hatte, aber Quirin war in Eile. Er nahm sich im Stehen eine Scheibe Wurst vom Teller, dazu eine Semmel.

Anja protestierte. «Und was ist mit Jonathan? Der is wirklich krank. Du musst ihn dir anschaun, bitte!»

Quirin winkte ab. «Ich schau ihn mir an, sobald ich wieder da bin, solang wird er schon noch warten können.»

«Für die Tiere fremder Leut hast' immer Zeit», beklagte sich Anja, «bloß ned für die von deinen Kindern.»

Aber Quirin war schon zur Tür raus. Seine kleine Tochter war den Tränen nahe.

«Schau, er ist halt arg beschäftigt», versuchte Gerlinde das Mädchen zu beruhigen.

«Ich find das richtig gemein!», sagte Anja und verkroch sich mit Jonathan in ihrem Zimmer.

Quirin fuhr auf den Hallhuber-Hof und wurde von Kathrin freundlich begrüßt.

«Der Vater is drin in der Stube, aber er hat mal wieder schlechte Laune.»

«Macht nix», meinte Quirin heiter. «Erstens kenn ich ihn

ned anders, und zweitens kann ich heut vielleicht amal seiner Laune auf die Sprünge helfen.»

«I hab keinen Viechdoktor g'rufen und die Rechnungen san' zahlt», war die Begrüßung, als Quirin in die Stube kam.

«Ich komm wegen den Wiesen vom Berlinger.» Der Tierarzt setzte sich unaufgefordert auf die Bank, die um den mächtigen Kachelofen lief.

Hallhuber stand auf und ging, ohne ein Wort zu sagen, hinaus. Nach ein paar Minuten tauchte er wieder im Türrahmen auf und hielt eine verstaubte Flasche Rotwein in der Hand.

«Wenn des wahr is, mach ich heut noch die Flaschn auf. Den Tropfn hab i aufg'hobn für eine besondere Gelegenheit. Der Wein is über zwanzig Jahr alt. Mei Frau, Gott hab sie selig, hat hinter meinem Rücken in ein Weingut in Spanien investiert. Des is gleich pleite g'wesen. Aus der Konkursmasse hab i dann ein paar Flaschen g'rettet, die warn nach a paar Jahr doppelt so viel wert wie die ganze Investition. Den Großteil davon hab i verkauft, ein paar Flaschen hab ich im Keller versteckt. Hoffentlich is er noch gut!»

Während Hallhuber die Flasche mit einem Tuch abwischte und den Korkenzieher ansetzte, begann Quirin: «Der Berlinger tut sich schwer hier als Fremder.»

«Und er tut eine Menge dazu, dass es immer noch schwieriger für ihn wird», stieß Hallhuber zwischen den Zähnen hervor. Er nahm die Flasche zwischen die Knie und begann vorsichtig den Kork herauszuziehen.

«Da ham S' recht», sagte Quirin. «Er will halt auch ned immer bloß der Depp sein. Jetz' is ihm auch noch die alte Scheune verbrannt, und er bildet sich ein, ihr von der Liftgesellschaft hättet den Brand gelegt, um ihn unter Druck zu setzen.»

«So ein Schmarrn!», donnerte Hallhuber los, «koaner hier im Kierertal tät dem sein Haus anzünden, dafür leg i mei Hand ins Feuer.»

«Wenn S' eine gute Brandsalbe im Haus ham, können S' das tun.» Quirin sah den alten Bauern forschend an. «Es gibt überall welche, die's gern brennen sehn, sogar bei der Feuerwehr.»

Hallhuber hatte sofort begriffen, auf wen er anspielte. «Der Hollerbach hat nix damit zu schaffen! Immerhin ist er der Feuerwehrkommandant.»

Quirin winkte ab. «Die Ursache des Feuers wird die Polizei irgendwann klären. Ich denk aber, durch den Brand bietet sich auch eine Chance.»

Mit einem lauten Pflopp zog Hallhuber den Korken aus dem Flaschenhals. «Jetzt bin i gespannt.» Es war nicht klar, ob sich das auf den Wein oder auf Quirins Worte bezog.

«Ihr hättet doch durch das Feuer die einmalige Gelegenheit, zu zeigen, dass ihr keinen im Tal im Stich lasst», fuhr der Tierarzt vorsichtig fort. «Und wenn ihr beim Wiederaufbau der Scheune helfen würdet, könnte der Berlinger im Gegenzug leichteren Herzens auf die Wiesen verzichten, die er für den Lift hergeben soll.»

Hallhuber pfiff durch die Zähne. «Die Idee könnt glatt von mir sein. Sie san schon ein ausg'fuchster Sauhund, ein elender.»

Nachdem sie mit den ersten Tropfen die Mundhöhle benetzt hatten, damit ja alle Geschmacksnerven die Aromen, Säuren und Bitterstoffe entdecken konnten, äußerte Quirin, dass er froh sei, nicht noch jemanden mitgebracht zu haben. «Den Wein hätt ich nicht gern mit noch mehr Leuten geteilt.»

Hallhuber schenkte auch gleich nach, damit sich der Geschmack des Weins im Glas besser entfalten konnte.

«Der Berlinger frisst euch aus der Hand, wenn ihr ihn in die Gesellschaft der Liftbetreiber aufnehmt», sagte Quirin zwischen zwei Schlucken.

Der Großbauer wiegte seinen mächtigen Schädel: «Mir können da koan Quertreiber ned brauch'n.»

«Wenn der Berlinger amal dazug'hört, dann legt der sich auch nimmer quer.»

Kathrin kam in die Stube. Ihr war es unheimlich geworden, weil der Tierarzt schon so lange mit ihrem Vater zusammensaß, ohne dass die beiden in Streit gerieten. Als sie sah, dass sie miteinander Wein tranken und sich friedlich zuprosteten, konnte sie es kaum glauben.

«Es geschehn auch heutzutag noch Wunder», schmunzelte sie und zog sich wieder zurück, um die Männerrunde nicht zu stören.

Gerlinde hatte den Abwasch gemacht und das Geschirr in die Schränke geräumt. Die Kinder hatten sich verabschiedet. Sebastian würde wahrscheinlich im Zimmer seines Vaters vor dem Computer sitzen, und Anja war sicher schon eingeschlafen.

Mit einem zufriedenen Seufzer nahm Gerlinde ihr Buch vom Regal, setzte sich in den bequemsten Sessel, knipste die Stehlampe an und klappte den Roman auf.

Sie hatte grade erst ein paar Zeilen gelesen, als sie ein Geräusch aufhorchen ließ. Sie hob den Kopf und sah ihre Enkelin Anja barfuß auf der Schwelle der Tür stehen. Das Mädchen schaute sie mit großen verweinten Augen an.

«Was ist denn, Kind?»

«Der Jonathan fühlt sich so komisch an.» Ihre Stimme zitterte. Vielleicht hatte die Großmutter eine Erklärung, die viel besser war als das, was sie befürchtete.

Das Kind tapste auf seinen nackten Füßen zu Gerlinde und legte ihr das leblose Tier in den Schoß.

Die alte Frau erschauerte, bemühte sich aber, gelassen zu bleiben.

«Der Jonathan, des war ja nun schon ein sehr alter Herr – in Hasenjahren gemessen …»

«Der Papa hätte ihn wieder gesund machen können!» Ihre Befürchtung stimmte also: Ihr Hase war tot.

«Auch dein Papa kann nicht …»

«Doch», schluchzte Anja auf. «Er hat schon so vielen Tieren geholfen, bloß meinem Jonathan – dem hat er ned helfen wollen!»

In diesem Augenblick kam Quirin Engel nach Hause. Er war in bester Stimmung. Hallhuber hatte noch eine zweite Flasche aufgemacht, und sie hatten festgestellt, dass sie eigentlich gar nicht so viel gegeneinander hatten. Hätte der Großbauer noch einen dritten Wein geöffnet, hätten sie womöglich Brüderschaft getrunken.

«Hallo, ihr zwei», rief er aufgeräumt.

Erst beim zweiten Hinsehen bemerkte er den toten Hasen auf Gerlindes Knie. Er ging vor seiner Schwiegermutter in die Hocke und hob Jonathans Kopf ein wenig an. Dann wendete er sich seiner Tochter zu, die ihn wütend anstarrte. «Das tut mir Leid, Anja!»

«So, das tut dir Leid? Du bist Schuld! Du hast ihn sterben lassen. Du hast ihm nicht geholfen. Allen hilfst du immer, bloß mir nicht! Und jetzt ist er tot!»

Sie drehte sich um, rannte hinaus und schlug die Tür hinter sich zu.

Quirin fand Anja in ihrem Baumhaus, das sie zusammen mit einer Freundin schon in den Pfingstferien gebaut hatte.

Sie war überzeugt, dass niemand dieses Versteck kannte.

Umso größer war die Überraschung, als ihr Vater fragte, ob er hinaufkommen dürfe. Weglaufen konnte sie jetzt nicht mehr, also wartete sie mit verquollenen Augen, bis Quirin sich an den Ästen hinaufgehangelt hatte und den Kopf durch den Boden der Hütte steckte.

«Alle Achtung, eine richtige kleine Villa zwischen Himmel und Erde!»

Anja hatte ihrer Großmutter und ihrer Mutter im Verlauf des Sommers immer neue Gegenstände abgebettelt, mit denen sie das Baumhaus wohnlich machen konnte. Tatsächlich war's hier nun sehr gemütlich.

Quirin setzte sich mit untergeschlagenen Beinen auf ein Kissen. Da Anja keine Anstalten machte, mit ihm zu reden, schwieg er auch erst einmal. Es dauerte ein paar Minuten, bis das Mädchen und Quirin zur gleichen Zeit seufzten.

«Das tut mir echt Leid mit deinem Hasen. Ich hätt ihn mir gründlicher anschaun sollen – aber retten hätt ich ihn nicht können», begann Quirin vorsichtig. «Weißt du, ich hab schon so viele Tiere sterben sehen, denen ich nimmer helfen konnte. Erst Anfang der Woche haben wir eine Katze einschläfern müssen. Auch dein Jonathan war am Ende seines Lebens angekommen. Vielleicht hätte man's noch um ein paar Stunden oder Tage verlängern können. Aber viel hätte er nicht mehr davon gehabt.»

Anja weinte jetzt leise. Quirin fasste zu ihr hinüber und zog ihren Kopf sanft in seine Arme.

Nach einer Weile sagte das Mädchen: «Wir müssen ihn noch begraben. Hilfst du mir?»

«Mach ich.» Quirin war klar, dass ihm Anja mit dieser Frage ein Angebot gemacht hatte, die Sache aus der Welt zu schaffen. Wenns' magst, kannst die Marlies Goll fragen, ob sie einen jungen Hasen für dich hat.»

«Und wenn der dann auch krank wird …»

«… versprech ich dir, mich gleich um ihn zu kümmern!»

«Weißt, ich such mir einen ganz jungen, der genauso aus-schaut wie Jonathan. Vielleicht war ja dann der Jonathan der Papa?» Anja war jetzt ganz aufgeregt.

«Hier im Tal sind die meisten Hasen irgendwie miteinander verwandt.»

Am darauf folgenden Wochenende rückten plötzlich mehrere Bauern auf dem Berlinger Hof an. Hallhuber kam als erster mit seinem Traktor. Auf dem Anhänger hatte er Bauholz gesta-pelt.

«Das hab ich dem Naujocks vom Sägewerk abgefuggert», sagte er. «Das kostet dich nichts, Berlinger!»

Der Schwabe sah ungläubig zu Hallhuber hinauf. So viel Freundlichkeit und Entgegenkommen machten ihn miß-trauisch. Aber er kam nicht dazu, mit dem Großbauern dar-über zu diskutieren; denn nach und nach rückten eine ganze Reihe anderer Bauern an. Auch Hollerbach war darunter. Und sogar Marquardt, den das Gericht unter gewissen Auflagen freigelassen hatte.

Sie brachten alle Werkzeug mit, und unter der fachkundigen Anleitung eines Zimmermanns bauten sie an diesem Wochen-ende das Fachwerk. Und im Verlauf der folgenden vierzehn Tage entstand eine Scheune, die schöner und geräumiger war als ihre Vorgängerin, und sie war zudem so gebaut, dass Ber-linger mit dem Schlepper auf der einen Seite hinein- und gegenüber wieder herausfahren konnte. Das erleichterte ihm die Arbeit erheblich.

Gleich nach dem Richtfest unterschrieb Berlinger den Ver-trag mit der Kreuther Lift AG. Am selben Tag wurde er auch als Gesellschafter aufgenommen. Nur Hallhuber und Berlingers Frau Klara wussten, wer das alles gedeichselt hatte. Doch Quirin hatte sich auf der Baustelle nie sehen lassen.

Dagegen half Oskar Lammers, wo er konnte. Er war handwerklich geschickt und erarbeitete sich mehr und mehr den Respekt der alteingesessenen Bauern. Er lernte Fundamente gießen und wie im Kierertal Balken miteinander verzapft wurden. Eine Tradition, die von Tal zu Tal verschieden war. Und Oskar nutzte die Gelegenheit, um sich bei den Bauern Tipps zu holen.

«Erst müssen wir den Landbau lernen, bevor wir ökologischen Landbau betreiben können», war seine neue Devise, gegen die niemand ernsthaft etwas sagen konnte.

Berlinger lieh dem Ökohof Pferd und Wagen, damit die ihr Heu nicht im Schubkarren nach Hause fahren mussten. Ein Traktor kam für sie aus Umweltgründen nicht in Frage. Dass sie sich gar keinen leisten konnten, stand auf einem anderen Blatt.

Manchmal, wenn alle den Berlinger-Hof verlassen hatten, zogen sich Oskar und der Bauer in die Küche zurück. Sie tranken ein Bier, mehr nicht, und unterhielten sich. Berlinger wusste selbst nicht, wie ihm geschah, aber irgendwie schien ihn dieser junge Mensch aus der Stadt zu verstehen. Und ertappte sich dabei, dass er weit mehr aus seinem Leben erzählte, als er eigentlich wollte.

Wenn dann Klara nach Hause kam, verabschiedete sich Oskar rasch. «Ja, warum willscht denn scho fort?», fragte Berlinger manchmal. Klara kochte dann einen Tee, setzte sich zu ihrem Mann an den Tisch, und manchmal redeten die beiden bis tief in die Nacht hinein – etwas, was sie seit vielen Jahren nicht mehr getan hatten.

Zwischen Berlinger und den jungen Leuten auf dem Loifinger-Hof entwickelte sich nach und nach eine richtige

Freundschaft. Dieser enge Kontakt des Schwaben zu den «Ökos», wie man sie im Tal nannte, wurde von den Bauern argwöhnisch beobachtet. Berlinger war zwar jetzt einer von ihnen, was die Lift AG betraf, aber sie würden niemals so weit gehen, sich mit den «Studierten» einzulassen.

Trotzdem fragten sie ihn am Stammtisch, wie es denn da so zugehe, auf dem Loifinger-Hof. Berlinger war klar, dass jedes Wort von ihm gleich zu den wildesten Spekulationen führen würde.

«Gehet doch selber nauf zu dene, die beißet euch scho ned», war seine Antwort. «Da könnet ihr lerna, was biologisch-dynamischer Landbau isch.»

«Biologisch-dynamisch! Dass ich ned lach», tönte Hollerbach. «Biologisch-damisch wär vielleicht der Richtige Ausdruck für die hochg'stochenen Spinner aus der Stadt!» Der Stammtisch brüllte vor Lachen.

Quirins letzte Patientin an diesem Tag war eine junge Ratte, die ein Mädchen von einem durchreisenden Punkerpärchen geschenkt bekommen hatte. Schnucki, wie Elisa ihren Liebling nannte, hatte Durchfall.

«Was kriegt sie denn so zu fressen?», wollte der Tierarzt wissen.

«Dosenmilch und Körner», antwortete das Mädchen.
Quirin krauste die Stirn.

«Ist das nicht gut für meine Schnucki?» Elisa schaute den Tierarzt mit großen Augen an.

«Ich geb dir ein paar Tabletten mit, die löst du in der Trinkflasche auf. Und statt Dosenmilch nimmst' Frischmilch. Die verdünnst' etwa zur Hälfte mit Wasser, das bekommt deiner Ratte besser.»

Er sah Elisa durchs Fenster nach und entdeckte, wie zwei

Schafe sich über seine Salatköpfe im Vorgarten hermachten. Sofort riss Quirin das Fenster auf und rief: «Haut ab, ihr Scheißviecher!»

Aber das beeindruckte die beiden Tiere nicht im Geringsten. Wütend stapfte der Tierarzt aus seinem Praxishaus und schnappte sich die Schafe. An den Marken in ihren Ohren entdeckte er, dass sie vom Öko-Hof stammten. Das hätte er sich fast denken können, so unbekümmert, wie die dort mit den Tieren und der Landwirtschaft umgingen.

Der nächste Beweis für deren unbedarftes Wirtschaften fand sich gleich, als er die beiden Schafe auf den Loifinger-Hof zurückbrachte. Die alternativen Landwirte versuchten gerade vergeblich, eine Kuh zu melken, die gegenüber dem Hof auf der Weide stand.

«Warum zerrt ihr denn so wild an der Kuh herum?», rief Quirin, als er sah, wie sie das arme Tier malträtierten, um ein paar Tropfen Milch aus dem prallen Euter zu zapfen. «Ganz sachte den Druck von oben nach unten verstärken, dann kommt die Milch fast von allein!»

Er hockte sich neben die Kuh und ließ geschickt die Finger von oben nach unten über das Euter gleiten. Bald darauf zischte ein dicker Milchstrahl in den Eimer. «So, und jetzt du, Evi!»

Die junge Frau setzte sich widerstrebend auf den Melkhocker. Sie ließ sich nicht gerne belehren. Aber als der erste starke Milchstrahl unter ihren Fingern hervorschoss, stieß sie doch einen fröhlichen Juchzer aus.

«Ihr müßt ein Gatter für eure Schafe bauen. Ich hab schließlich den Salat für mich und meine Familie gepflanzt, und eure Schaf' g'hörn meines Wissens nicht dazu!»

«Ein Gatter?» Evi war entsetzt. «Wir stecken unsere Tiere doch nicht in ein Gefängnis!»

Aber Oskar meinte: «Wir fangen gleich heute noch mit dem

Bau der Einzäunung an. Und bis sie fertig ist, können wir die Tiere ja anbinden.»

«Bist du wahnsinnig?», schrie ihn Evi an.

Aber auch Quirin hielt das für keine gute Idee. Er habe schon Schafe erlebt, die sich an so einem Strick fast erdrosselt hätten, wenn sie beim Fressen im Kreis um den Pflock gelaufen seien und nicht gemerkt hätten, dass der Strick immer kürzer wurde.

Ob er die anderen drei entlaufenen Schafe irgendwo gesehen habe, wollten sie von Quirin wissen.

«Dann hätt ich die ja wohl auch gleich mitgebracht!», gab der zurück.

«Pfeifenköpf! Oberdeppen! Zu blöd zum Scheißen, aber die Schaf'auf meine Wiesn treiben!» In diesem Moment kam Hallhuber dahergepoltert wie ein angeschossener Eber. «Noch amal so was und ich hau euch un'gspitzt in' Boden nei, dass euch der Herrgott mit der Beißzangen wieder rausziehn muss!»

Er zerrte die Schafe an drei dicken Stricken heran.

Oskar beeilte sich zu sagen: «Wir bitten vielmals um Entschuldigung, Herr Hallhuber. Das wird nicht wieder vorkommen. Es tut uns wirklich Leid!»

«Deswegen sag ich's euch ja auch im Guaten!»

Als Hallhuber wieder weit genug weg war, dass er sie nicht mehr hören konnte, meinte Oskar kleinlaut: «Wie der sich wohl anhört, wenn er was nicht im Guten sagt?»

Quirin verabschiedete sich lachend. «Ich müsst längst schon in meiner Sprechstunde sein.»

Quirins Plan

Auf dem Behandlungstisch in der Praxis stand Prinz, der Deutsche Schäferhund des Polizeipostenchefs Haberland. Karin Janowskis Finger wühlten sich durch das dicke Fell. Sie fand die Stelle, die sie gesucht hatte, und setzte eine spitze Nadel. Der Hund zuckte ein klein wenig zusammen, wurde aber von seinem Herrn beruhigt.

«Das tut dir gut. Ganz bestimmt tut dir das gut. Ned wahr, Frau Doktor, das tut ihm gut?»

«Ja, bestimmt», antwortete Karin Janowski. «Aber eine Frau Doktor bin ich deshalb trotzdem nicht.»

«Was ist jetzt au dös?» Quirin war unter der Tür erschienen.

«Mein Hund leidet doch so sehr unter seinen Rückenschmerzen», sagte Haberland, «und jetzt probieren wir's halt amal mit Akupunktur.

«Hä?», machte Quirin.

«Ich weiß bloß ned, ob so eine chinesische Medizin bei einem Deutschen Schäferhund hilft», sagte der Polizist weiter.

Quirin wollte Karin vor Haberland nicht bloßstellen. «Schaden tut's ihm bestimmt nicht», antwortete er.

Als der Polizist und sein Hund gegangen waren, stellte der Tierarzt seine Assistentin zur Rede: «Ich möcht scho gern vorher g'fragt werden, wenn Sie hier in meiner Praxis neue Behandlungsmethoden einführen.»

«Man kann doch mal was Neues probieren.»

Quirin winkte ab. «Die Nadeln überlassen wir am besten dem Schneider. Zu was hab ich denn jahrelang Tiermedizin studiert?»

«Bestimmt nicht deshalb, um später nix mehr dazuzulernen», kam es prompt zurück.

«Haben Sie's denn gelernt? Akupunktur, wenn man sie ernsthaft betreibt, setzt jahrelange Studien voraus!»

«Hab ich alle hinter mir, und abgeschlossen habe ich sie mit einem Diplom.»

Quirin blieb der Mund offen stehen. Als er wieder Luft kriegte, sagte er: «Davon haben Sie bei Ihrer Bewerbung keinen Ton verlauten lassen.»

«Hätten Sie mich dann noch als Sprechstundenhilfe eingestellt?»

Der Tierarzt musste zugeben, dass dies wohl kaum geschehen wäre.

Er war ganz froh, als das Telefonklingeln ihr Gespräch unterbrach. Kathrin Lechner, Hallhubers Tochter, war dran und bat Quirin, so schnell wie möglich zu kommen.

Der Tierarzt griff seine Arzttasche, ging zur Tür und sah von dort noch mal zu Karin Janowski zurück. «Muss ich mit noch mehr Überraschungen rechnen?»

«Schauen wir mal», antwortete die Sprechstundenhilfe fröhlich.

Auf dem Hallhuber-Hof rannte Miriam gleich auf den Tierarzt zu und begrüßte ihn stürmisch. Kathrin sah ihrer Tochter vom Hauseingang aus lächelnd zu. Sie mochte Quirin und würde nie vergessen, wie er sich für ihre kleine Tochter eingesetzt hatte, als sie von der schlimmen Kolibakterien-Infektion heimgesucht worden war.

Im Stall stand ein schwerer Bulle in seiner Box. Der alte Hallhuber schnaubte fast so wild wie sein Stier, als er Quirin erblickte. «Man kommt ja leider ned ohne den Viechdoktor aus», war seine Begrüßung.

«Früher is des Vieh verreckt», erwiderte der Tierarzt, «heut stöhnt dafür der Bauer.»

Er ging in die geräumige Box, war aber mit einem Satz wieder draußen, als der Bulle sich wutschnaubend herumwarf.

«So wird's nix», sagte Quirin mehr zu sich selbst, «ich bin ja schließlich nicht als Torero hier – vielleicht kann ihm das jemand sagen?»

Kathrin war mit ihrer Tochter dem Tierarzt in den Stall gefolgt. Sie musste lachen, als sie Quirin so dastehen sah.

Da trat Miriam dicht an den Bullen heran. Quirin fürchtete schon, das gewaltige Tier würde sie im nächsten Moment niederstoßen oder an der Wand zerquetschen.

«Sei brav, Paul, sei brav!», sagte das Mädchen.

Der Bulle schnaubte, aber er beruhigte sich.

«Ich weiß nicht, warum, aber die Miriam und der Paul san befreundet, seitdem der Stier a kleines Kalberl war», sagte Hallhuber.

Quirin machte einen zweiten Versuch, sich dem Tier zu nähern, während Miriam weiter auf den Bullen einredete. «Der Herr Doktor will dir doch bloß helfen!»

«Wenn ich das so könnt' wie du, hätt ich's oft leichter bei meiner Arbeit.» Quirin war sichtlich beeindruckt. «Vielleicht kannst' deinem Paul noch ein bissl gut zureden, bis ich fertig bin?»

Quirin konnte nun den entzündeten Hinterlauf des Bullen untersuchen. «Wahrscheinlich hat er sich ihn an einem rostigen Stacheldraht aufgerissen». Der Tierarzt zog eine Spritze auf und sagte: «Hoffentlich wirkt das Antibiotikum noch.» Er blickte Hallhuber kurz in die Augen. «Ich hab da im Vorbeigehn Mittel g'sehn, die in einem Stall eigentlich nix zu suchen haben.»

Er verabreichte dem Bullen die Spritze, versorgte die Wunde und verließ erleichtert die Box. «Jetzt kannst' ihn aus deiner Hypnose wieder entlassen.» Quirin gab Miriam die Hand.

«Mein Dank gilt der jüngsten Assistentin, die mich je bei der Arbeit unterstützt hat!»

Kathrin begleitete Quirin hinaus.

Hallhuber stand breitbeinig an der Tür. «Kümmern Sie sich fei um Ihren eigenen Dreck.» Das klang gefährlicher, als wenn er herumgebrüllt hätte.

Quirin hatte den Hof kaum verlassen, da rief Hallhuber sofort ein paar seiner Freunde an. Am Abend trafen sie sich im Weißen Ross. Hallhuber hatte auch Dr. Molfenter gebeten, dazuzukommen.

«Da muaß ma geeignete Maßnahmen ergreifen. Der is im Stand und hetzt die Polizei auf uns!», sagte Hollerbach.

«Man müsst halt wissen, was er vorhat», warf Vogel in die Runde.

Dr. Molfenter versuchte die verunsicherten Landwirte zu beruhigen. «Ich bitt Sie, meine Herren! Machen Sie sich keine Gedanken. Wenn dieser Dr. Engel was unternimmt, hat er die ganze Bauernschaft gegen sich. Das wär doch glatter Selbstmord!»

«Der ist ein sturer Hund», sagte Hallhuber, und es schwang durchaus eine gewisse Anerkennung mit. «Wenn der sich was vornimmt …!» Der Großbauer ließ den Satz in der Luft hängen.

Die Gemüter erhitzten sich immer weiter, und sie hatten sich auch noch nicht beruhigt, als sich die Runde auflöste. Immer weiter diskutierend, stiegen sie in ihre Autos. Dr. Molfenter blieb bei der Gasthaustür stehen und telefonierte.

In diesem Augenblick rollte Quirin Engels roter Pick-up auf den Parkplatz beim Weißen Ross. Neben dem Tierarzt saß Jaco Steinhardt. Die Bauern verdrückten sich. Molfenter beendete abrupt sein Gespräch.

Quirin brauchte nur zwei und zwei zusammenzuzählen, um zu wissen, was am Stammtisch verhandelt worden war.

Er blieb vor Molfenter stehen. «Sie können mir sicher auch nicht sagen, woher die verbotenen Mittel im Stall vom Hallhuber stammen?»

Jaco hielt sich etwas abseits, aber nah genug, um dem Gespräch folgen zu können.

Molfenter schnappte nach Luft. «Lieber Herr Kollege, Sie werden mir doch nicht unterstellen … Es ist allgemein bekannt, dass die Landwirte riesige Mengen gehortet haben, bevor die Verbote erlassen wurden!»

Er wusste nicht, dass Quirin bei Hallhuber eine Flasche eingesteckt hatte.

Das Produktionsdatum war noch keine sechs Wochen alt.

Quirin schickte sich an, das Wirtshaus zu betreten. «Wenn Ihnen diesbezüglich was auffällt, müssen S' Anzeige erstatten, das wissen S' schon, Herr Kollege?»

«Ich kenne die Gesetzeslage sehr gut, vermutlich sogar besser als Sie. Schließlich habe ich einen Lehrauftrag an der veterinärwissenschaftlichen Fakultät der Universität!»

«Na, umso besser!» Quirin und Jaco verschwanden in der Wirtschaft.

Molfenter fuhr auf direktem Weg zu Hallhuber.

Der Bauer trat aus dem Haus. Er zündete sich eine Pfeife an und schaute zum Himmel hinauf.

«Ist das nicht ein schöner Sommerabend, Herr Doktor?», begrüßte er Molfenter.

«Bitte, Herr Hallhuber. Ich wollte Ihnen nur noch mal sagen: Die Mittel, die ich Ihnen verkauft habe, sind völlig harmlos …»

«Aber bei der Mast san s' unheimlich wirksam. Ich hab das

Schlachtgewicht bei allen Tieren um mindestens dreißig Prozent erhöhen können. Das zahlt sich aus …»

«Ja, ja. Trotzdem sollten Sie die Sachen nicht so offen im Stall herumstehen lassen.»

«Ja was? San 's jetzt doch verbotene Substanzen?»

«Sagen wir so: Sie verschaffen Ihnen einen gewissen Wettbewerbsvorteil. Die Tiere werden weniger leicht krank, sie setzen sehr viel mehr Gewicht an, und sie verhalten sich ruhiger auf Transporten, was zu weniger Ausfällen führt …»

«Sie ham meine Frage nicht beantwortet.»

«Also gut. Dann lassen Sie sich nur eins noch sagen: Wir sitzen alle in einem Boot!» Molfenter wandte sich ab und ging rasch zu seinem Auto.

Hallhuber kaute nachdenklich auf seinem Pfeifenmundstück herum.

Seine Tochter trat neben ihn. «Gibt's Probleme?»

«Wenn der vermaledeite Viechdoktor Engel doch bloß 'blieben wär, wo er hergekommen ist …!»

«… Dann würde unsere Miriam vielleicht heut nicht mehr leben.»

«Das ist es ja. Wenn des ned g'wesen wär, hätt ich ihm schon längst a paar zwischen die Hörner g'haut.»

«Ah geh, eigentlich kannst ihn doch ganz gut leiden!»

«Ja, aber frag ned, wie mich des ärgert!»

Jaco und Quirin beratschlagten im Weißen Ross, wie sie Doktor Molfenter nachweisen konnten, dass er die illegalen Medikamente und Futtermittelzusätze an die Bauern verkaufte.

Jaco bot dem Freund an, er könne ja mal die Augen offen halten. «I bin sowieso unterwegs bei die Bauern. Traktoren und Mähdrescher müssen repariert werden. Da schau i gleich no nach die Melkständ', ob's in Ordnung san. Oft steht dort auch der Medizinschrank im Eck.»

«Aber lass di ned erwischen», mahnte Quirin den Freund. Einen Kollegen von mir ham's im Ammerland tot aus einer Jauchegrubn herausgezogen. Man vermutet, dass er einem illegalen Hormonhandel auf der Spur war.»

«I pass scho auf», beteuerte Jaco. «Bei mir rechnet koaner damit, dass i mi für was anderes interessier als für Motoren und Maschinen.»

Schlafende Hunde

D*r. Rufus Binder* hielt den Cognacschwenker mit seinen beiden kurzen fleischigen Händen fest und ließ die goldbraune Flüssigkeit sacht hin- und herschwappen.

«Sie kennen meine Einstellung», sagte er, nahm einen Schluck und sah Quirin über den Rand des Glases hinweg an.

«Ja, keine schlafenden Hund' wecken, und im Übrigen erledigt sich das meiste durch Liegenlassen.»

«Ganz richtig! Der Bauer muss heut schauen, wo er bleibt, Kollege Engel. Und wenn er dann Mastzusatzmittel angeboten kriegt, Wachstumshormone, Antibiotika und was sonst noch alles, soll er da nicht zugreifen, wenn es sich rechnet?»

«Nein, er soll nicht zugreifen, Herr Dr. Binder, weil er dadurch die Gesundheit der Verbraucher gefährdet. Wozu haben wir denn Gesetze?»

«Wo kein Kläger ist, ist auch kein Richter. Wenn aber Sie den Kläger machen wollen, dann pfüet Gott, Herr Engel!»

«Sie werden also nichts unternehmen?»

«Nein, im Augenblick ganz bestimmt nicht!»

Wütend verließ Quirin den Amtstierarzt.

Die Reaktion der Landwirte im Kierertal bekam Quirin umgehend zu spüren. Als der Tierarzt tags darauf in seine Praxis kam, saß im Wartezimmer nur ein einzelnes Kind, das einen geräumigen Käfig auf den Knien hielt, in dem ein kräftiger, großer Rabe saß.

«Gehört der dir?», fragte Quirin freundlich.

«Nein, er ist uns zugeflogen. Am Sonntag haben wir auf der Terrasse gefrühstückt, da ist er plötzlich auf der Lehne von einem Stuhl gesessen und hat ‹guten Morgen› gesagt.»

Wie zur Bestätigung krächzte der Rabe: «Guten Morgen!»

«Das ist aber selten, dass so ein Rabe reden kann. Der muss doch jemandem gehören.»

«Ja, aber er ist nicht wieder fortgeflogen. Mein Papa hat ihn mit Kuchen gefüttert, und seitdem will er nicht mehr weg.»

«Und was fehlt ihm?»

«Gestern hat ihn der Nachbarshund verbellt, da ist er vor lauter Angst in den Zaun geflogen. Und jetzt ist irgendetwas mit dem Flügel.»

Der Flügel war angebrochen. Quirin legte dem Vogel eine Schiene an und schickte das Kind wieder nach Hause. Danach warf er noch einen Blick ins Wartezimmer, aber da war niemand.

«So was nennt man wohl einen Boykott», sagte er zu Karin Janowski.

«Gut, dann nützen wir die Zeit, um endlich die Rechnungen zu schreiben und die Kartei auf Vordermann zu bringen!»

Quirin ließ sich auf einen Stuhl sinken. «Wenn die Bauern und ihre Verwandten und Freunde das länger durchziehen, müssen Sie sich einen anderen Job suchen, Karin.»

«Jetzt werfen wir mal nicht die Flinte gleich ins Korn, Dr. Engel. Arbeiten wir lieber!»

Bis zum Abend hatten sie ordentlich was weggeschafft. Sie machten früh Feierabend. Karin Janowski war dabei, sich eine kleine Wohnung einzurichten. Quirin wollte endlich ein paar Fachbücher durcharbeiten, die er sich neu zugelegt hatte.

Aber er war mit seinen Gedanken nicht so recht bei der Sache. Noch hatte er doch gar nichts unternommen. Er hatte nur festgestellt, dass da offenbar illegale Geschäfte mit Medikamenten, Hormonen und anderen Mastmitteln liefen. Quirin hatte das erst gar nicht als so bedeutend angesehen. Erst die Reaktionen Molfenters und der Bauern ließen ihn vermuten, dass der Fall eine größere Tragweite haben könnte.

Aber was sollte er tun? Wenn er wirklich etwas unternahm, grub er sich selber das Wasser ab. Doch tatenlos wegschauen – das war auch nicht seine Sache.

In der Nacht erreichten ihn mehrere anonyme Anrufe. Er wurde auf rüde Weise beschimpft und bedroht. So stand er schon kurz nach sechs Uhr auf, pfiff nach Dr. Knoll und machte sich auf eine lange Joggingstrecke. Als er auspepumpt zurückkam, rief er als Erstes Angelika an. Er bat sie, die Kinder eine Zeit lang nicht zu bringen. Auch seine Frau machte sich Sorgen um ihn, aber sie kannte Quirin. So einfach würde er nicht aufgeben, da würde auch ihr Zureden nichts nützen.

Marlies Goll war den Tränen nahe, als sie kurz nach acht Uhr vorbeikam, um Quirin eine ihrer Katzen zu zeigen, die offenbar eine Geschwulst am Bauch hatte. Sie wusste natürlich längst, was man sich über den Tierarzt erzählte, konnte aber nichts dagegen tun.

«Ich kämpf ja selber ums Überleben!», klagte sie. «Wenn du weggehst, verliere ich einen meiner wichtigsten Mitstreiter. Das könnte früher oder später das Aus für die Tierfarm sein!»

Alle Anzeichen sprachen dafür, dass Dr. Quirin Engel seine Praxis demnächst würde aufgeben müssen. Die Leute wunderten sich schon, warum der Tierarzt mit diesem Schritt so lange zögerte.

Und dann schlug eine neue Nachricht ein wie eine Bombe: Dr. Molfenter beabsichtige, eine eigene Praxis im Kierertal zu eröffnen, erzählte Karin Janowski.

«Und woher wissen Sie das?»

«Er hat versucht, mich abzuwerben.»

«Was hat der?»

«Ja, er hat gesagt, er könne nur an zwei, höchstens drei Tagen in der Woche hier in Hinterskreuth praktizieren. Da brauche er eine versierte und erfahrene Sprechstundenhilfe, die über ein gesichertes veterinärmedizinisches Wissen verfüge.»

«Ja, das schmeichelt natürlich», sagte Quirin bissig.

«Noch mehr hat mir aber sein Gehaltsangebot geschmeichelt.»

«Ich vermute, dass ich da nicht mithalten kann.»

«Kaum, aber ich komme sehr gut mit dem zurecht, was ich bei Ihnen verdiene.»

Quirin sah Karin dankbar an, sagte dann aber doch: «Sie sollten sich das gut überlegen. Wenn ich am Ende hier doch dichtmachen muss …»

«… dann finde ich auch einen anderen Job», unterbrach ihn die Sprechstundenhilfe. «Im Übrigen: Warten Sie doch erst mal ab, was ihr Freund Jaco rauskriegt.»

Der Einzige, dem die Entwicklung mit Quirins Praxis nicht recht behagte, war ausgerechnet Joseph Hallhuber. Er mochte den Tierarzt aus der Stadt nicht besonders, auch wenn der ihm jedes Mittel besorgte, das er haben wollte. Hallhubers Instinkt sagte ihm, dass er Dr. Molfenter ausgeliefert sein könnte, sobald der ohne Konkurrenz im Kierertal herrschte. Und herrschen wollte der alte Bauer dann doch lieber selber.

Jaco tauchte derweil häufiger bei den Bauern auf als sonst. «Ich komm grad vorbei, da kann ich doch gleich schnell nach deinem Häcksler schauen.» Oder: «Die Melkmaschine muss mal wieder durchgesehen werden!» Oder: «Ich hab gestern deinen Traktor gehört, der hat ja den Keuchhusten!» Gründe gab es genug, um die Höfe zu besuchen, und es fand sich auch meistens eine Gelegenheit, die geheimen Lager mit den illegalen Arznei- und Mastmitteln aufzuspüren. Es gelang ihm, die Schränke und Kisten samt Inhalt zu fotografieren, ohne dass jemand etwas davon bemerkte.

Quirin ließ es sich etwas kosten, Jacos Fotos im Posterformat vergrößern zu lassen, damit jeder Bauer sein eigenes Lager illegaler Präparate schon von weitem erkennen konnte.

Hallhuber hatte im Weißen Ross mal wieder seine Spezln zusammengetrommelt. Es waren so viele gekommen, dass der Wirt das Nebenzimmer aufschließen musste.

Quirin hatte davon erfahren. Gegen halb neun betrat er das Wirtshaus. Aus dem Saal schlug ihm der Lärm vieler Stimmen entgegen. Lautstark ging es her, alle schienen gleichzeitig zu reden. Aber als Quirin die Schiebetür aufzog, verstummten sie.

«Nur weiter, meine Herrn, ihr werdet's euch doch ned vor einem Viechdoktor fürchten?» Quirin setzte sich an einen freien Tisch und bestellte ein Bier.

Der Wirt versicherte sich durch einen Blickkontakt mit Hallhuber, ob er den Tierarzt bedienen durfte. Erst als der Großbauer fast unmerklich nickte, schenkte er das Glas ein.

Die Gespräche kamen allerdings nicht mehr so recht in Gang. Das war nicht verwunderlich, da es doch in der Hauptsache um Themen ging, die den Tierarzt unmittelbar betroffen hätten.

Quirin ließ die Bauern noch eine Weile schmoren. Immer wieder schaute einer von ihnen zu ihm herüber. Keiner wusste so recht, was er jetzt noch sagen konnte.

Da ergriff Hallhuber die Initiative: «Viechdoktor, magst dich ned zu uns an Tisch setzen?»

Den Bauern blieb der Schluck Bier im Hals stecken. Damit hatte keiner gerechnet.

Quirin stand auf, um den Tisch zu wechseln. Aber schon auf dem Weg hob er an zu reden: «Das Kierertal lebt von seinen besonders guten Futterwiesen. Jeder hier weiß, dass aus dem Berchtesgadener Land die beste, sprich die gehaltvollste Milch kommt. Mit dem Fleisch war es lange nicht anders. Aber dann hat es angefangen, dass jeder immer mehr produzieren wollte, ohne Rücksicht auf die Qualität. Massenproduktion ist jedoch für uns hier heroben in den Bergen genau der falsche Weg. Warum sollen wir mit den friesischen oder dänischen Bauern konkurrieren, wo wir doch ureigene, besonders hochwertige Produkte hervorbringen können?»

«Der spricht ja wie ein Bauernfunktionär!», schrie Hollerbach höhnisch dazwischen. «Aber er redet wie der Blinde von der Farb'.» Doch die Männer um ihn herum lachten nicht. Im Gegenteil, einer zischte: «Jetzt sei doch du amal still, Hollerbach!»

Quirin fuhr ungerührt fort: «Aber die Qualität muss man auch halten und immer weiter garantieren können.» Er hob die Stimme. «Es gibt Mastzusatzmittel, die steigern zwar das Schlachtgewicht, aber was man dann dem Metzger liefert, ist minderwertiges, wasserhaltiges, labbriges Fleisch, das uns selber nicht schmeckt. Und irgendwann ist es mit dem guten Ruf unserer landwirtschaftlichen Produkte vorbei!»

Ein vielstimmiges Gemurmel erhob sich. Man hörte Satz-fetzen wie: «Der soll sich ned so aufblasen» und: «Was versteht denn der davon?» Aber man vernahm auch Kommentare wie: «Das stimmt schon, da muss man drüber nachdenken.»

Quirin lenkte das Thema auf die Gesundheit der Tiere. Er sprach über Nebenwirkungen gewisser Substanzen und merkte wohl, wie einige auf ihren Wirtshausstühlen hin- und her-rutschten. Als er das Risiko ansprach, bei Kontrollen erwischt zu werden, wurde es seltsam still im Raum.

Für Quirin war das genau der Moment, auf den er gewartet hatte. Er nahm seine Rolle mit den Aufnahmen und breitete ein Großfoto nach dem anderen vor den Bauern aus. Jeder er-kannte seinen eigenen Giftschrank. Die Stimmung schlug in Aggression um. Ein paar Augenblicke lang sah es so aus, als wollten sich die Bauern im nächsten Moment auf Quirin stür-zen.

Der aber blieb ganz ruhig. Er sammelte die Aufnahmen wie-der ein. Dann zerriss er sie zur großen Verblüffung aller in kleine Schnipsel, holte die Negative aus der Jackentasche und zündete sie an.

«Ihr habt's doch ned im Ernst geglaubt, dass ich euch anzeig! Aber ich werd als euer ‹Viechdoktor› ned zulassen, dass ihr euch – und damit langfristig auch mich – ruiniert. Ich will nur, dass sich jeder von euch mit der biologischen Land- und Viehwirtschaft beschäftigt. Was man nicht kennt, kann man auch nicht guten Gewissens ablehnen!»

«Gar ned so dumm», ließ sich Hallhuber vernehmen, und sofort horchten alle auf. «Immerhin gibt's für die Umstellung auf biologisches Wirtschaften Zuschüss' aus Brüssel – und des ned wenig!»

«Damit könntet ihr die ersten paar Jahr überbrücken, bis eure Böden so weit sind!» Quirin spürte, dass er gewonnen hatte.

Am nächsten Tag läutete schon wieder das Telefon, und die Praxis füllte sich mit Patienten. So groß ist also die Macht der Bauern, dachte Quirin.

Am Nachmittag kam Angelika mit den beiden Kindern zu Besuch. Anja brachte ihren neuen Hasen mit, den ihr Marlies Goll ausgesucht hatte. Er hieß Ferdinand und sah aus wie eine junge Ausgabe des verstorbenen Jonathan.

Gerlinde hatte Kuchen gebacken. Marlies Goll kam später auf einen Sprung vorbei, und Karin Janowski nahm sich nach Feierabend auch noch ein bisschen Zeit.

«Ein paar Stunden lang hatte ich gehofft, die hier im Kierertal würden dich doch noch zur Aufgabe zwingen», sagte Angelika zu ihrem Exmann. «Warum das denn?», fragte Karin erschrocken.

«Weil er dann vielleicht wieder in die Stadt gezogen wäre.»

«Ich find's besser so», ließ sich Sebastian vernehmen. Anja nickte nur. Sie war so sehr mit ihrem Ferdinand beschäftigt, dass sie sich nicht an der Unterhaltung beteiligen konnte.

«Jedenfalls bleibt die Tierarztpraxis Dr. Engel erst mal erhalten. Und das bis auf weiteres», sagte Quirin und hob seine Kaffeetasse, als wollte er der ganzen Welt zuprosten.

Christian Pfannenschmidt, Jahrgang 1953, lebt in Hamburg und Berlin. Von ihm stammen u. a. die Drehbücher der ZDF-Erfolgsserie «GIRL-friends», zu der er auch die Romane schrieb. 1998 veröffentlichte Christian Pfannenschmidt seinen Roman «Der Seerosenteich» (rororo 22595), der in mehrere Sprachen übersetzt worden ist und ebenfalls verfilmt wird.

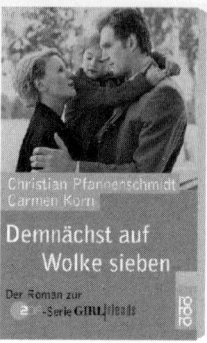

Christian Pfannenschmidt/
Edith Beleites
Hotel Elfie *Der Roman zur ZDF-Serie*
(rororo 22527)
Nach der erfolgreichen GIRL-friends-Serie folgen nun neue Hotel- und Liebesgeschichten von Roman- und Drehbuchautor Christian Pfannenschmidt.

Zehn Etagen bis zum Glück
Der neueste Roman zur ZDF-Serie GIRLfriends
(rororo 22490)

Christian Pfannenschmidt
Fünf Sterne für Marie
Der Roman zur ZDF-Serie GIRLfriends
(rororo 13667)

Der Mann aus Montauk
Der neue Roman zur ZDF-Serie GIRLfriends
(rororo 22267)

Der Seerosenteich *Roman*
(rororo 22595)
«Isabelles unaufhaltsamer Aufstieg vom halbwaisen Aschenputtel zur international gefeierten Modemacherin... Ein Schicksalsroman, mit Glamour, Tragik, Erlösung.»
Stern

Christian Pfannenschmidt/
Carmen Korn
Demnächst auf Wolke sieben
Der Roman zur ZDF-Serie GIRLfriends
(rororo 23147)
Nach fünf Jahren ist kein bisschen Ruhe in Maries und Ronaldos Leben eingekehrt: Enkelin Vivien hält sie ganz schön auf Trab, seit Ronaldos Tochter Heike nach Neuseeland gegangen ist. Auch im Hotel herrscht Ausnahmezustand, nachdem die Witwe des Konzernchefs die Macht übernommen und sich im Grand Hansson einquartiert hat. Als Heike unerwartet nach Deutschland zurückkehrt und ihr Kind wiederverlangt, bricht für Marie eine Welt zusammen.

Die Albertis *Roman*
(rororo 23284)
Die Albertis: Das sind Anne, Wolf und die drei Jungs im Alter von elf bis achtzehn Jahren. Das Glück scheint perfekt zu sein. Doch dann passiert die Katastrophe. Eine heimliche Affäre beginnt, die romantischer nicht sein könnte und doch einen dramatischen Konflikt heraufbeschwört.

Petra Oelker
Tod am Zollhaus _Ein historischer Kriminalroman_
(rororo 22116 und als Großdruck 33142)
Mit ihrem ersten Roman um die Komödiantin Rosina eroberte Petra Oelker auf Anhieb die Taschenbuch-Bestsellerlisten.

Der Sommer des Kometen
Ein historischer Kriminalroman
(rororo 22256 und als Großdruck 33153)
Hamburg im Juni des Jahres 1766: im nahen Altona sterben kurz nacheinander drei wohlhabende Männer unter seltsamen Umständen. Und wieder nimmt sich die Schauspielerin Rosina mit ihrer Truppe der Sache an.

Lorettas letzter Vorhang
Ein historischer Kriminalroman
(rororo 22444)
Hamburg im Oktober 1767: Zum drittenmal geht Rosina gemeinsam mit Großkaufmann Herrmann auf Mörderjagd.

Die ungehorsame Tochter
Ein historischer Kriminalroman
(rororo 22668)

Die zerbrochene Uhr
Ein historischer Kriminalroman
(rororo 22667)

Bild der alten Dame
(rororo 22865)

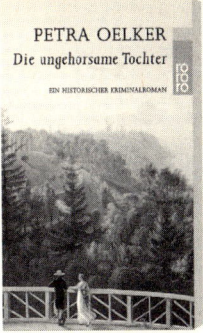

PETRA OELKER
Die ungehorsame Tochter
EIN HISTORISCHER KRIMINALROMAN

Petra Oelker u. a.
Der Dolch des Kaisers _Eine mörderische Zeitreise_
(rororo thriller 43362)
Petra Oelker, Charlotte Link, Siegfried Obermeier, Thomas R. P. Mielke u. a. beschreiben die unheilvolle Reise eines Dolches durch die Jahrhunderte, in denen er seinen Besitzern Mord, Verrat und Totschlag bringt.

Petra Oelker (Hg.)
Eine starke Verbindung _Mütter, Töchter und andere Weibergeschichten_
(rororo 22752)
Die Geschichten namhafter Autorinnen erzählen von Erlebnissen mit der anderen Generation.

Der Klosterwald
352 Seiten. Gebunden
Wunderlich

Millionen Leser sind süchtig nach ihr: **Rosamunde Pilcher** schreibt nachdenklich und unterhaltsam, mit Liebe zu den Menschen und all ihren Schwächen ...
Rosamunde Pilcher wurde 1924 in Lelant in Cornwall geboren. 1946 heiratete sie Graham Pilcher und zog nach Dundee / Schottland, wo sie seither lebt.

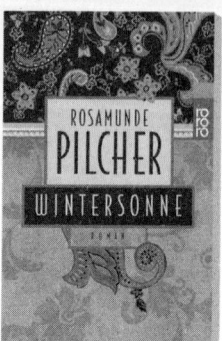

Wintersonne *Roman*
(rororo 23212)
«Wintersonne» ist eine Liebeserklärung an das Leben, durchzogen von leiser Melancholie.

Heimkehr *Roman*
(rororo 22148)
Ein großer Roman um ein Frauenschicksal in den dreißiger und vierziger Jahren.

Wilder Thymian *Roman*
(rororo 12936)*

Die Muschelsucher *Roman*
(rororo 13180)*

September *Roman*
(rororo 13370)
«Den allerschönsten Familienroman habe ich gerade verschlungen und brauchte dafür zwei freie Tage inklusive einiger Nachtstunden. Er heißt «September», spielt in London und Schottland und ist einfach *hinreißend*.»
Brigitte

Blumen im Regen *Erzählungen*
rororo Band 13207

Ende eines Sommers *Roman*
(rororo 12971)*

Karussell des Lebens *Roman*
(rororo 12972)*

Lichterspiele *Roman*
(rororo 12973)*

Sommer am Meer *Roman*
(rororo 12962)*

Stürmische Begegnung *Roman*
(rororo 12960)*

Wechselspiel der Liebe *Roman*
(rororo 12999)*

Schneesturm im Frühling
Roman
(rororo 12998)*

Wolken am Horizont *Roman*
((rororo 12937)*

Die Welt der Rosamunde Pilcher
Herausgegeben von
Siv Bublitz
(rororo 13979)

* Auch in der Reihe
  Großdruck lieferbar.

Weitere Informationen in der **Rowohlt Revue,** kostenlos im Buchhandel, und im **Internet:** www.rororo.de

James Herriot ist das Pseudonym des britischen Tierarztes James Wight, geboren 1916. Er lebte mit seiner Frau und seinen zwei Kindern in Nordengland, wo er bis zu seinem zweiundsiebzigsten Lebensjahr als Tierarzt praktizierte. James Herriot starb am 23. Februar 1995 in Thirsk in Yorkshire.

Der Doktor und das liebe Vieh
Als Tierarzt in den grünen Hügeln von Yorkshire
(rororo 14393 und in der Reihe «Großdruck» 33133)
Warmherzig und humorvoll, mit nie versiegendem Staunen vor dem immer wieder neuen Wunder des Lebens erzählt James Herriot in den amüsanten Erinnerungen von der Tierarztpraxis in der wilden, einsamen Landschaft der Yorkshire Dales.

Der Tierarzt *Die zweite Folge der heiteren Tierarztgeschichten*
(rororo 14579 und in der Reihe «Großdruck" 33149)

Der Tierarzt kommt *Die dritte Folge der heiteren Tierarztgeschichten*
(rororo 14910 und als gebundene Ausgabe)
«Geschichten voller Heiterkeit, voller Witz und Nachdenklichkeit. Eine wunderschöne, entspannende Lektüre für den Sonntagvormittag auf dem Balkon oder für den Urlaub.»
Norddeutscher Rundfunk

Ein jegliches nach seiner Art
Neue Geschichten vom Doktor und dem lieben Vieh
(rororo 13733)

James Herriot
Der Tierarzt
Die zweite Folge der heiteren Tierarztgeschichten
Roman

Von Zweibeinern und Vierbeinern *Neue Geschichten vom Tierarzt*
(rororo 15460 und als gebundene Ausgabe)
«Das ist ein Herriot von der besten Sorte, ein Buster Keaton der Tiermedizin. Er bringt uns zum Lachen und zum Weinen, und er führt uns manche kleine Wahrheiten vor Augen, denen wir nachdenklich zustimmen ...»
Washington Post

Auf den Hund gekommen
Stories
(rororo 13638, in der Reihe «Großdruck» 33141 und als gebundene Ausgabe)
Eine Auslese der aufregenden und nachdenklichen, humorvollen und melancholischen Hundegeschichten aus den Büchern des berühmten Tierarztes.

Alles für die Katz *Zehn schnurrige Geschichten*
(rororo 26275 und in der Reihe »Großdruck« 33171)